让孩子 胃口好、
身体棒、长高个

肖春香 主编

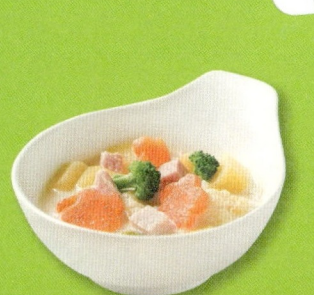

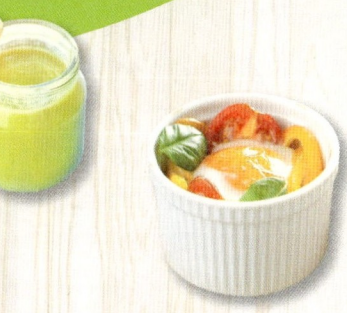

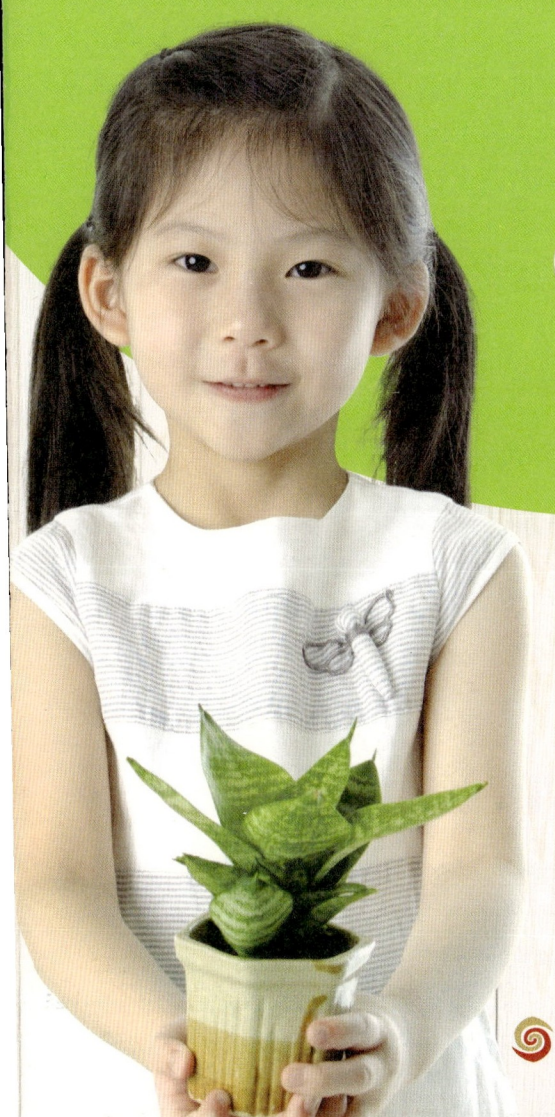

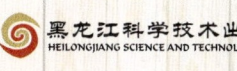
黑龙江科学技术出版社
HEILONGJIANG SCIENCE AND TECHNOLOGY PRESS

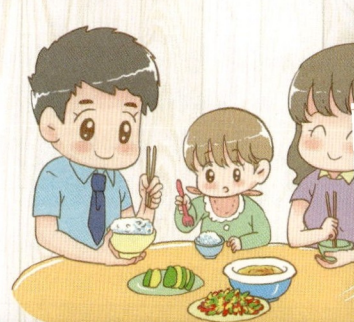

图书在版编目（CIP）数据

让孩子胃口好、身体棒、长高个 / 肖春香主编 . --
哈尔滨：黑龙江科学技术出版社，2019.6
ISBN 978-7-5388-9916-0

Ⅰ . ①让… Ⅱ . ①肖… Ⅲ . ①青少年 – 营养卫生 – 基
本知识②青少年 – 保健 – 基本知识③青少年 – 身高 – 生长
发育 – 基本知识 Ⅳ . ① R153.2 ② R161.5 ③ R339.31

中国版本图书馆 CIP 数据核字 (2018) 第 292732 号

让孩子胃口好、身体棒、长高个

RANG HAIZI WEIKOU HAO、SHENTI BANG、ZHANG GAO GE

肖春香　主编

项目总监	薛方闻	
责任编辑	马远洋	
策　划	深圳市金版文化发展股份有限公司	
封面设计	深圳市金版文化发展股份有限公司	
出　版	黑龙江科学技术出版社	

地址：哈尔滨市南岗区公安街 70-2 号　邮编：150007

电话：（0451）53642106　传真：（0451）53642143

网址：www.lkcbs.cn

发　行	全国新华书店
印　刷	深圳市雅佳图印刷有限公司
开　本	723 mm × 1020 mm　1/16
印　张	12
字　数	230 千字
版　次	2019 年 6 月第 1 版
印　次	2019 年 6 月第 1 次印刷
书　号	ISBN 978-7-5388-9916-0
定　价	39.80 元

前言

　　做父母的都希望自己的孩子能够聪明健康地成长，为此也愿意付出所有。五花八门的营养素，眼花缭乱的益智玩具，只要认为是对孩子成长有帮助的，父母从不吝惜。比起物资匮乏的年代，现在的孩子吃得更精、穿得更暖、用得更好，但那真的能保证带给孩子聪明健康吗？根据临床上观察的结果，现在孩子的体质并没有得到明显的改善。

　　以爱之名，父母自认为自己做得很好，但孩子的聪明健康需要的不仅是父母时间与金钱上的付出，更多的是精力。与其等孩子生病了去求助医生和药物，指望营养补品帮助孩子生长发育，或将孩子的智力开发寄希望于益智玩具、早教机构，父母还不如多花些心思掌握一定的医学常识，让自己成为孩子健康成长的守护神。

　　为此我们特别策划和编写了这本《让孩子胃口好、身体棒、长高个》，结合中医育儿理念，针对父母关心的孩子体质、常见病、胃口、长个、智力发育等问题，从根源上剖析与人体脏腑、阴阳的关系，从饮食调理、经络养护和生活护理等方面给予贴心指导。让父母知晓其中的根源，有针对性地做到让孩子体质好、不生病、少生病，让孩子胃口好、吃饭香、智商高、长高个。关注孩子生理健康的同时，也不能忽视了心理健康，为此本书特意设置章节，介绍孩子成长过程中的心理问题，给父母提供了防治结合的良方，让孩子生理健康的同时，心理健康也不掉队。

　　孩子的成长不像插秧，歪了、倒了还可以重来。父母怎样做，做得对不对、好不好，对于孩子一生的健康至关重要。愿这本书能帮助心系孩子的父母少走弯路，让孩子健康成长。

CONTENTS 目录

Chapter 1

做懂医的好父母，让孩子健康成长

一、决定孩子健康的，是他的体质……002

体质秉承先天遗传，受后天影响……002

孩子的先天之本，父母需好好呵护……002

养好后天之本，弥补先天不足……003
脾胃和，则身体健……003
脏腑和，则少生病……003

二、了解孩子的生理特点，调整生活节奏……004

生机蓬勃，发育迅速……004

脏腑娇嫩，形气未充……004
脏腑娇嫩……005
形气未充……005

三、孩子易生病，原因在这里……006

疏于照顾，外邪侵袭……006

饮食不节，伤脾损胃……006

容易上火，补水不足……007

体内寒湿，影响消化……008

遗传不足，体质偏颇……009

情志失调，肝气不舒……009

四、防胜于治，不让孩子健康"亮红灯"……010

治病的好时机，将病未病阶段……010

养精调神……010

合理饮食……010

适当运动……010

科学用药……010

让孩子不生病，优于给孩子治病……011

Chapter
2

增强免疫力，孩子不发热、不咳嗽

一、孩子的健康屏障，与肺有关……014

肺为"相傅之官"，孩子养肺从呼吸开始……014

正气不足，孩子就易感冒……015

孩子受外感，首先袭肺……015

肺以通为补，以润为养……015

二、细心呵护，为孩子储蓄健康……016

吃喝有讲究，为孩子健康打造防火墙……016

母乳喂养不得少于6个月……016

养肺要让孩子吃"白食"……017

过食伤肺，平衡膳食……018

别让孩子喝冷饮……019

健康食谱推荐……020

中医保健方，带给孩子好体质……022

婴儿抚触操，为孩子进行爱的抚触……022

推拿，手到病不来……024

刮痧，刺激体表脉络……025

耳穴贴压，简易有效……027

冬病夏治"三伏贴"……027

艾灸，保健一步到位……028

拔罐，找对方法效果好……029

生活防护，增强免疫力事半功倍……030

四季调养，顺时养生……030

经常吹空调，损伤孩子肺的阳气……032

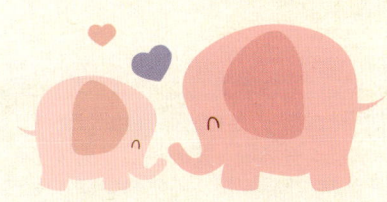

空气污染，孩子的肺比大人的更容易受伤……033
让孩子远离装修污染……033

三、外感病症，重在扶正祛邪……034

感冒证型多，辨证施治是良方……034
孩子为什么易感冒……034
为什么感冒冬春易发生……035
感冒的四个阶段……036
认清孩子属于哪种感冒……037
远离感冒的认识误区……038
病情较轻时照常饮食……039
多吃新鲜水果、蔬菜……039
饮食宜清淡，多吃易消化的食物……039
感冒类型不同，食疗有异……039
调理食谱推荐……040
让孩子多休息……041
让孩子背部暖起来……041
治感冒的中药不宜久煎……041
胃肠型感冒，用藿香正气散疗效好……041
不能给孩子喂成人感冒药……042
给拒绝吃药的孩子熏鼻……042
给鼻塞的孩子通鼻……042
经络养护，缓解孩子的不适……043

孩子发热，先辨病……047
外感发热，以清热为原则……047
内伤发热，宜调气血阴阳……048
注意水分的补充……049
不强迫进食……049
发热过后需补充优质蛋白质……049
健康食谱推荐……050
体温 38.5℃以下，先物理降温……051
体温 38.5℃以上，需用退热药或就医……052
孩子反复发热，父母应该这样做……052
发热期间不宜捂，以防高热惊厥……052
经络养护，缓解孩子的不适……053

咳嗽分寒热，先辨证后调养……057
孩子咳嗽，也许只是一种预防机制……057
咳嗽的四个阶段……057
咳嗽治疗需对症……058
下面这些咳嗽情况，父母可以自己解决……059
为什么孩子只在清晨和夜间咳嗽……059
出现这些情况，及时将孩子送医……059
治疗咳嗽有误区，孩子需警惕……060

秋季咳嗽有凉燥与温燥之分……060
饮食六忌，防治孩子咳嗽……060
缓解咳嗽的食物归纳……062
调理食谱推荐……063
保持空气清新、增加空气湿度……064
孩子夜间咳嗽，垫高背部……064
孩子咳嗽有痰，先排痰……064
热水袋敷背，有效止咳……065
经络养护，缓解孩子的不适……066

Chapter 3

养好脾和胃，孩子胃口好、吃饭香

一、孩子脾胃健康与否，父母要知道……072

脾胃健康自查，五个部位来帮忙……072
看手——手掌细节……072
看鼻——色泽变化……073
看脸——气色好坏……074
看口唇——口味、唇色……074
看舌头——形、色、质……075

孩子没胃口，先在脾胃上找原因……075

孩子胖起来容易瘦下来难，可能是脾虚惹的祸……076

孩子脾胃不和，易积食……076

睡觉半睁眼、流口水，都与脾有关……077

二、养护脾胃有良方，强脾健胃很轻松……078

饮食有节，不伤害孩子的脾胃……078
按部就班添辅食……078
科学搭配一日三餐……078
吃饭要细嚼慢咽……079
进食水果，选在两餐之间……079
用餐氛围好，孩子才能不挑食……079
孩子不爱吃青菜，试试这些小妙招……080
不要让孩子养成重口味的习惯……081
拒绝洋快餐……081
养脾胃宜吃的调补食物……081
健康食谱推荐……082

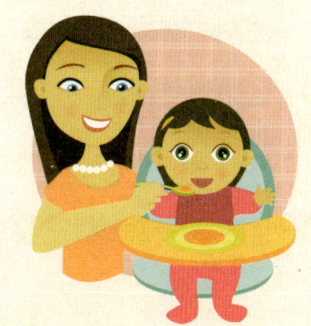

理疗方法来帮忙，让孩子吃饭香……084

莱菔子贴压足三里……084

捏脊，促发育助生长……084

强壮脾胃的推拿处方……085

按一按，让孩子不挑食、不厌食……086

叩齿法健脾又养胃……087

呵护脾与胃，从生活点滴做起……088

一天中养脾胃的八个关键时刻……088

做好这五点，让孩子远离厌食……089

经常活动脚趾，孩子脾胃虚弱不发愁……090

好心情是孩子脾胃的守护神……091

三、脾胃病，调理脾胃是关键……092

积食，别急着吃药……092

学会辨别积食的症状……092

消除积食，可避免高热、咽喉肿痛等后患……093

爱吃肉的孩子易积食……094

调整孩子的饮食结构……094

吃点山楂当零食……095

调理食谱推荐……096

改善积食的生活护理法……097

经络养护，缓解孩子的不适……098

腹泻，不能一概而论……102

不能刻意止泻……102

查找腹泻的原因……102

理性进食不强迫……103

注意补水，谨防脱水的发生……103

调理食谱推荐……104

改善腹泻的生活护理法……105

经络养护，缓解孩子的不适……106

便秘，得脾胃同补……110

排便周期长，不一定是便秘……110

小儿便秘的原因……111

分清实秘与虚秘……111

保证孩子的每日饮水量……112

保证蔬菜的进食量……112

饮食不要过精过细……113

补铁勿过量……113

调理食谱推荐……114

改善便秘的生活护理法……115

经络养护，缓解孩子的不适……116

Chapter
4

促进骨骼生长，孩子长高个、不掉队

一、解读长高密码，为孩子长高做功课……122

把握长高黄金期，为长高加速……122
婴幼儿期——快速长高期……122
儿童期——平稳长高期……122
青春期——生长高峰期……122

想要孩子长得高，骨骼生长是关键……123
骨骼，身体的支架……123
骨龄能预测身高……123

科学评估孩子身高，评估孩子生长状况……123
身高测量方法……123
靶身高的计算……124

长高的神秘激素，缺一不可……124
生长激素……125
甲状腺素……125
肾上腺素……125
胰岛素……126

增高助长的营养素，在一饭一食之间……126
蛋白质，生长的前提……126
维生素 A，牙齿、骨骼发育的首选……126
维生素 C，组成骨骼、软骨的要素……127
维生素 D，健骨骼、长高个的原动力……127
钙，强壮骨骼、增加骨密度的养料……127
锌，生长发育的促进者……127

二、长高秘诀，让孩子不知不觉间长高……128

科学饮食，补充长高能量……128
仅靠激素不够，营养摄入应充足……128
忌盲目进食保健品……129
补钙并非多多益善……129
四季增高饮食要点……130
增高食谱推荐……132

推拿按摩，让孩子温柔地长高……134
指压经穴刺激生长点……134
按摩穴位强健骨骼……135

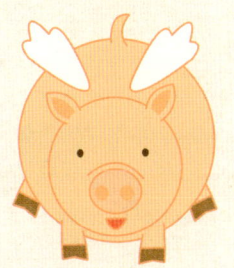

全身按摩，为长高进补药……136

调整生活习惯，每天都长高……138

保证孩子的优质睡眠……138

为孩子创造良好的睡眠环境……139

合理运动，助推长高……140

避免孩子性早熟……144

带孩子做阳光浴……145

聪明养育，孩子智商高、学得快

一、开启孩子智慧的钥匙，家长手中握……148

孩子智力开发关键期，家长不可忽略……148

孩子左右脑不同，开发方式也不同……149

8 大营养素，为孩子健脑添活力……149

DHA、ARA，脑黄金……149

牛磺酸，脑神经发育的代表……149

卵磷脂，提高记忆力……150

糖类，维持大脑神经系统……150

蛋白质，智力开发的关键元素……151

钙，促进脑神经组织的传导者……151

碘，智力的水平支柱……151

锌，智慧元素……151

二、智力开发，创造有利的条件……152

健康进食，给孩子智力提高增添物质保障……152

合理进食健脑益智的食物……152

儿童健脑益智饮食有禁忌……153

益智食谱推荐……154

甄选理疗方，为孩子益智补脑……156

按一按，聪明溢出指尖……156

刮痧疗法，为益智添砖加瓦……157

抓住诀窍，提高孩子智商……158

注重孩子注意力的培养……158

在生活中锻炼孩子的观察能力……159

悉心呵护孩子的想象力与创造力……160

让孩子在"搞破坏"中提升智力……161

益智游戏，伴随孩子成长……162

摇一摇，叮当叮当……162

和宝宝一起念书……162

画画……163

搭积木……163

接背儿歌……163

敲击三角铁……164

哪根长，哪根短……164

认识图形……164

拼图游戏……165

物品配对……165

数糖果……165

Chapter 6

保持心理健康，孩子少烦恼、更阳光

一、了解孩子心理活动，做懂孩子的父母……168

心理健康，可与身体健康平分秋色……168
心理问题可能会引起器质性病变……168
心理健康的表现……168

学习压力大，可能会导致食欲下降……170

家庭氛围不好，孩子也能患病……171
消除粗俗的言语……171
戒除暴躁的脾气……171
改善夫妻关系……171
纠正不良习惯……171

溺爱，对孩子的另类伤害……172

吓唬、打骂，易让孩子患心理疾病……172

二、防治结合，让孩子心理平衡的良方……174

养心，从小开始……174

乐观向上，用快乐的情绪感染孩子……174

以身作则，培养孩子的恻隐之心……175

尊重孩子，把孩子当小大人看待……175

循循善诱，帮孩子找寻自我……176

找到原因，让孩子从"拖沓"到"积极"……177
依赖性强……177
性格使然……177
缺乏兴趣……177
注意力不集中……178
缺乏信心……178

针对训练，培养孩子的自制力……178

挫折教育，培养出坚强勇敢的孩子……179

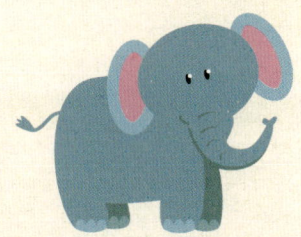

Chapter 1

做懂医的好父母，
让孩子健康成长

　　孩童阶段的健康状况会影响孩子日后乃至一生的健康，在孩子"脏腑娇嫩，形气未充"的阶段培养他强健的体质，主要责任在父母。"为人父母者不知医,谓不慈"，父母要掌握基本的医学常识，尤其是中医的育儿智慧，才能为孩子调理出一个受益终身的健康体质。

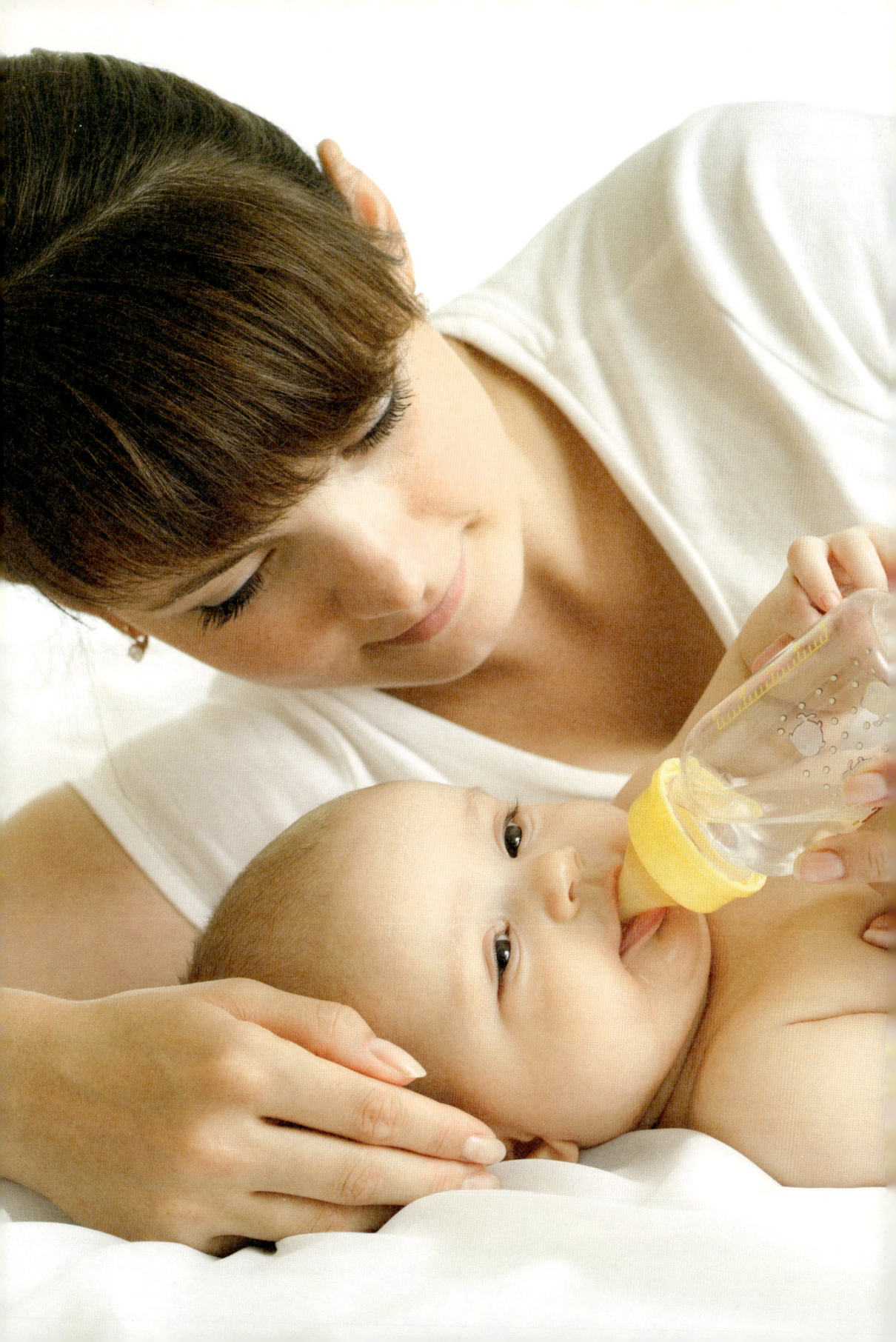

一、决定孩子健康的，是他的体质

先天禀赋决定了孩子的起跑线，而之后的发展与走向就取决于后天的喂养。所以，要想孩子拥有健康的体质，先天遗传与后天的养育都是非常重要的。

体质秉承先天遗传，受后天影响

"体质"是在中医理论发展过程中形成的病理生理学概念，是先天禀赋与后天饮食、年龄、性别、劳逸、情志等多种因素共同作用的结果，对疾病的发生、发展及转归有着决定性的作用。先天遗传是人体体质形成的重要基础，决定了体质的相对稳定性和个体体质的特异性。后天调养可引起体质发生强弱变化，以及体质类型的改变。先天、后天的各种因素是构成体质强大的内外环境。因此，知晓孩子的体质特征，能够根据他的体质特征安排他的生活，尽可能地给他更科学合理的照顾，这样才能让孩子的身体素质在原有的基础上不断改善，调理出让孩子一生受益的健康体魄。

孩子的先天之本，父母需好好呵护

妊娠期妈妈的营养状况及身体情况，是决定孩子先天之本的关键因素，也是孩子体质强壮的根本所在。那些先天营养不良的孩子，在起跑时就已经落后了。

我们知道，胎宝宝的生长依赖母体的营养供应，就好比一粒种子只有种植在肥沃的土地上才能长出健壮的小苗一样，母体的健康与否也决定着孩子能否茁壮成长。相对于人体而言，母体是否"肥沃"就是气血是否充足，营养是否全面、均衡。如果妈妈在妊娠期气血不足、营养不良，也会导致孩子出生后体弱多病。一般来说，造成孕妈妈气血不足、营养不良的原因有两个：一是孕妈妈原本就体弱多病；二是妊娠反应大，经常呕吐、胃口差、挑食严重等。

所以，妈妈应该从备孕期开始就要关注自身健康，调整饮食的同时也要注意日常保养，给孩子打下良好的体质基础。

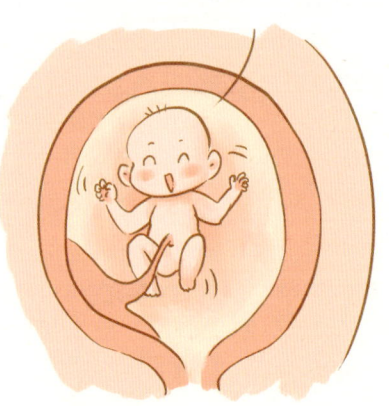

养好后天之本，弥补先天不足

如果说孩子已经先天不足，那么是不是就表示健康已经离孩子远去了呢？当然不是。只要家长加强对孩子后天的营养和锻炼，其先天不足还是可以弥补的。

脾胃和，则身体健

自从每个人离开母体开始，直到生命终结，都必须依赖后天饮食的供养，也就是说，人这一生都要依靠脾的运化功能来供给营养物质和能量。因此，养护脾胃，健脾益气，也就成了人一生十分重要的养生手段。

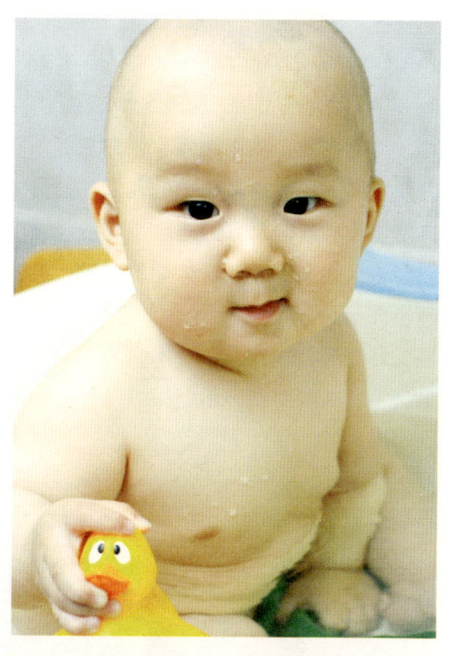

人体气血来源于脾胃运化的水谷精微。气血充足，则面色红润，肌肉丰满坚实，肌肤和毛发光亮润泽，外邪不易侵犯，身体不易发病，容光焕发，身体矫健，自然也就健康。反之，脾胃运化失常，气血化源不足，则会出现面色萎黄，肌肉消瘦，肌肤和毛发枯萎无光泽，外邪极易入侵，体内易发疾病。

脏腑和，则少生病

孩子的"营卫之气"能保护身体免受疾病的侵袭。"营气"在经脉中行走，属于营养物质；"卫气"行走于经脉之外，是人体体表的防御系统。营卫和谐，协调作战，就能保卫我们的身体。

那"营卫之气"从何而来？"营卫之气"需要脏腑协调作用。肝藏血，心主血脉，肝藏血的功能正常有助于心主血脉功能的正常发挥；心主血脉、主神志，脾主运化、主生血统血，心主血脉功能正常，血能营脾，脾才能发挥主运化、生血、统血的功能；脾能益气，化生气血，转输精微以充肺，促进肺主气的功能，使之宣肃正常；肺主清肃，肾主藏精，肺气肃降有助于肾藏精、纳气、主水之功；肾藏精，肝藏血，肾精可化肝血，以助肝功能的正常发挥。如此循环往复，这种五脏相互滋生的关系，造就了一个和谐的整体，才有助于"营卫之气"的产生。

所以，调养脏腑，不打破他们之间的平衡关系，即是对孩子体质的一大养护，有助于减少生病的概率。

二、了解孩子的生理特点，调整生活节奏

孩子有其生理方面的特点，了解这些生理特点，对于掌握孩子生长发育规律，指导儿童保健、疾病防治，有着重要的意义。

生机蓬勃，发育迅速

生机蓬勃、发育迅速是小儿生理特点之一，用来比喻小儿时期的生长发育非常快速，形体发育、动作功能、智力发育及脏腑功能活动均快速增长，不断向完善、成熟的方面发展。年龄越是幼小的儿童，这种生机蓬勃、发育迅速的生理特点表现越是突出，体格生长和智能发育的速度越快。

古人观察到小儿这种生机蓬勃、发育迅速的动态变化，理论上用"纯阳"来概括，称小儿为纯阳之体。所谓"纯阳"是指小儿在生长的过程中表现为生机旺盛、蓬勃发展，好比旭日之初升，草木之方萌，蒸蒸日上、欣欣向荣。这个生理特点使得孩子即使生病了，只要护理、用药得当，就能很快痊愈。

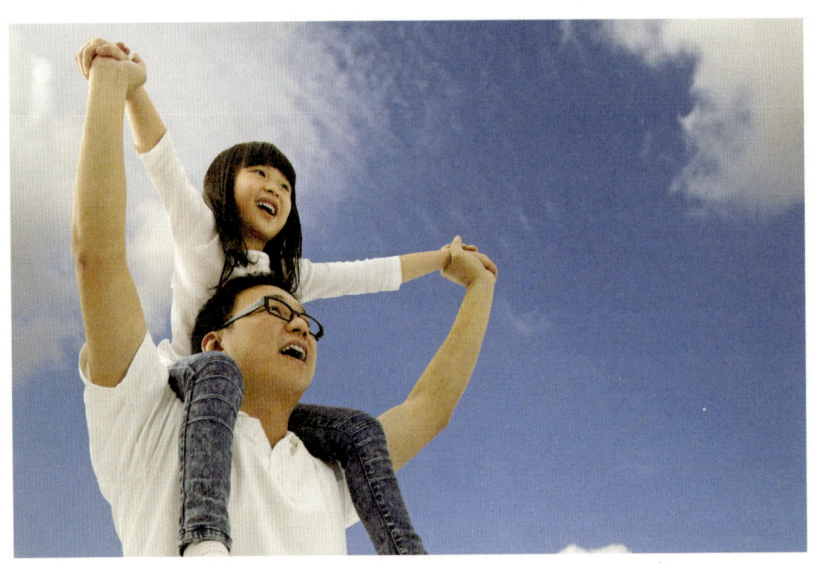

脏腑娇嫩，形气未充

脏腑娇嫩、形气未充是小儿的另一生理特点，这一特点的提出，很好地阐述了孩子为什么易生病。

脏腑娇嫩

脏腑娇嫩，这就意味着孩子脏腑特别容易受外界的影响，比如说用药方面，小孩特点是：如果用药正确，疾病可能马上就好，非常迅速。可是，如果用药错误，那么他的身体马上就受损伤。这就是对孩子用药需要特别慎重的缘故。

从脏腑娇嫩的具体内容看，五脏六腑的形和气皆属不足，但其中又以肺、脾、肾三脏不足表现尤为突出。肺主一身之气，小儿肺脏未充，主气功能未健，而小儿生长发育对肺气需求较成人更为迫切，因而称肺脏娇嫩。小儿初生，脾禀未充，胃气未动，运化力弱，而小儿除了正常生理活动之外，还要不断生长发育，因而对脾胃运化输布水谷精微之气的要求更为迫切，故显示脾常不足。肾为先天之本，主藏精，内寓元阴元阳，甫生之时，先天禀受肾气未充，需赖后天脾胃不断充养。

形气未充

首先，要了解"形"是什么？"形"是我们身体的本质物质基础，看这个人形体如何，讲的就是"形"。《庄子·天地》曰："物成生理谓之形"。这是讲"形"是我们的生命的物质基础，已经构成的有形之物。来谈小孩子的"形"，小孩很娇嫩，看小手特别小，胳膊跟莲藕似的，身体没有长壮，没有充实起来，这是孩子此时"形"的特点。

那什么是"气"呢？"气"在中医里面含义特别多，中医讲气，有宗气、中气、胃气、脾气、肺气、肾气、营卫之气等。中医认为，形和气是重要的两部分，形是身体的物质基础，气是使身体的物质动起来的力量，比如心脏为什么不停地跳动呢？就是气在推动。气推动的结果就导致功能出现，所以直观地理解，气往往跟功能相对应。

形是有形的，气是无形的，孩子"形气未充"，其实指的就是孩子的"形"和"气"这两方面都不充分，机体方方面面的功能还不完善。这时候孩子很娇弱，就如同刚萌出芽的小草，还抵挡不了整日狂风暴雨的侵袭，需要家长特殊的保护。随着孩子渐渐长大，慢慢才会跟大人一样。孩子的这个生理特点提示我们，在生活中给孩子的喂养和照护要更加讲究，什么都不能过分。比如饮食方面，不要觉得哪种食物吃了对身体好，就拼命让孩子多吃，要考虑孩子的身体是不是能承受得了大补。孩子生病了，不要擅自用太猛烈的药物，如抗生素，以免影响了生长发育等。

形气未充，具体还反应在脏腑状态不够稳定，比如，肺的形气未充，表现为孩子的肺脏娇嫩，容易受外邪感染。像有的人多密闭的场所，由于空气不流通，空气质量差，污染物较多且易沉积，尤其是下层的空气容易有很多污染物。孩子的个子矮，如果身处这样的环境中，就更容易受影响，一旦受外邪感染恢复时间也比较长。

这些都提示我们，孩子有他自己特殊的生理状态，绝对不是缩小的成人，我们考虑孩子的健康时，必须要考虑到这些内容。

三、孩子易生病，原因在这里

孩子之所以会生病，很大程度上是因为家长在孩子发病的早期，没有采取有效的应对措施，贻误了病情。因此，父母可以先从导致孩子生病的原因开始了解。

疏于照顾，外邪侵袭

孩子冷暖不能够自调，肌肤嫩弱，腠理疏薄，表卫未固，容易受到外邪侵袭而发病。这就要求家长在照顾孩子方面要加倍注意，用精细、周到、全面的呵护帮助孩子抵御外邪的侵袭。

饮食不节，伤脾损胃

饮食不节是中医内伤病因之一，是指过饥过饱，或饥饱无常，损伤脾胃。饮食不节对成人的健康都有着很大的影响，更不用说脏腑娇嫩、形气未充的孩子了。而造成孩子饮食不节，与家长缺乏喂养经验有很大的关系。比如，在炎热的夏季，孩子贪食冷饮或者冰镇瓜果，如果家长心软，遂了孩子的意愿，长此以往，会导致孩子脾胃损伤，胃口变差，进而影响孩子的生长发育。

爱吃甜食是小孩子的天性，巧克力则是他们喜欢的甜食中排名靠前的。但是，巧克力的主要成分是脂肪和糖，热量很高，但所含的蛋白质和脂肪比例与孩子的正常需要量相差很大。过食巧克力就会造成孩子消化不良、大便秘结、食欲减退。同时，巧克力含有咖啡因等成分，食用过多会使孩子过度兴奋，影响休息，而且也会对孩子的大脑发育带来一定的不利影响。

另外，虽然为了让孩子营养均衡应鼓励孩子多吃水果，但也不能让孩子在短时间内大量食用。短时间内大量吃水果会稀释胃液，刺激胃肠，造成孩子幼嫩的胃肠功能紊乱，进而发生胃炎。不过孩子的胃炎一般是浅表性的，经过治疗和改变饮食习惯就能恢复健康。

所以，在日常饮食中，家长除了要注意平衡膳食、把握饮食禁忌之外，更重要的是要培养孩子养成健康的饮食习惯，降低孩子由于饮食不节制而造成的脾胃受损的可能性。

容易上火，补水不足

　　孩子正处在生长发育的快速阶段，新陈代谢旺盛，体内水分流失比摄入快且多，易上火，从而造成多种不适，很多家长对此认识不够，病急乱投医，耽误了孩子的病情，让孩子多受了很多苦。孩子上火有多方面的原因，而且不同部位上火症状也不同，家长要注意具体情况具体分析，及时发现，及时改善。

　　孩子体内水分流失较快较多，如果不及时饮水就会火上加火。很多家长认为孩子每天进食的牛奶中含有很多水分，不必特意补充，其实不能这样一概而论。每个孩子的需水量除了根据孩子水分流失量要做相关调整外，还要注意所在地区的气候，如有些地区气候干燥，更要注意给孩子补充水分。

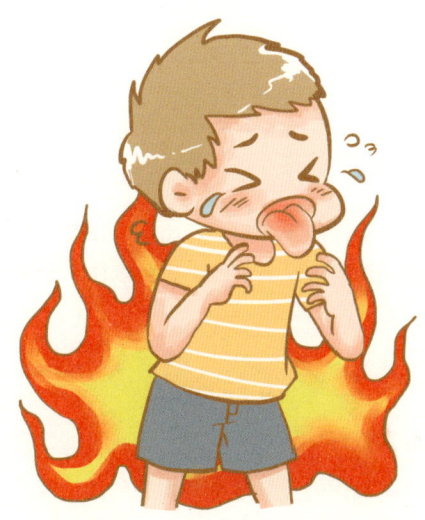

　　如果孩子一开始就全身发热，接着口腔内出现小疱疹，破溃后成小溃疡，就可能是心肺有火的表现，需要为孩子准备点清心润肺的食物，如莲子汤。如孩子腹部饱胀，经常出现嗳气反胃、进食减少、口臭，或是腹痛、呕吐等症状，则多数是因为孩子脾胃有火，可给孩子饮用金银花汤，能清胃下火。胃肠有火时，还会表现为大便秘结，排便困难，小便少而黄，浑浊有味，需给孩子饮用一些清热利尿的汤，如芹菜汤等。

　　在干燥的季节，家长可以带孩子多出去接触大自然，呼吸新鲜空气，常饮水，以清除孩子体内的燥火，避免孩子哭闹。对于人工喂养的孩子，配方奶选择接近母乳成分的。孩子6个月后可在奶粉中加入少量奶糕，并添加一些果汁。孩子7个月后，可以煮菜粥给孩子吃，以补充膳食纤维，促进肠蠕动。1岁以后的孩子可以适当喝蜂蜜水，预防便秘、上火。

体内寒湿，影响消化

前文提到，孩子为纯阳之体，只要身体保暖得宜，那么无论在什么季节四肢应该都是温的。如果孩子四肢总是凉的，可能体内有寒湿之气聚集，阻碍了孩子的阳气向四肢的推送。

孩子体内寒湿，通常是以下原因造成的：

- 妈妈体质偏寒，怀孕后将寒湿带给了孩子。
- 妈妈在怀孕期间过食寒凉的食物。
- 孩子出生后经常使用抗生素，动不动就输液。
- 孩子偏食凉性水果。
- 孩子爱吃冷饮，尤其是在夏天。
- 孩子睡觉时总爱蹬被子，手臂喜欢放在被子外面。
- 孩子在家喜欢光着脚。
- 孩子总爱待在空调房中，很少出去活动。

孩子体内寒湿会直接影响身体的正常发育和胃肠的消化吸收功能。中医学认为，生冷食物会直接伤害脾胃。脾胃虚寒的孩子常会出现脸色发白、发青、发黄，易呕吐，腹痛、腹胀、腹泻等症状。孩子体内寒湿还容易造成遗尿、尿频、关节痛等症状。另外，孩子体内的寒湿还会影响呼吸系统，造成呼吸系统免疫功能低下，易感冒、咳嗽。

孩子体内的寒湿必须要引起父母的重视，如果不将体内寒湿祛除，孩子身体内寒湿还会不断加重，那么孩子永远不可能健康，而且这种不健康将伴随着孩子的成长，直接影响到孩子的学习、工作和生活。所以，家长一定要祛除孩子体内的寒湿，还孩子一个健康的人生。

孩子具有生机蓬勃、发展迅速的生理特点，身体的自我修复能力是非常强的，所以祛寒湿并不难。寒湿重的孩子保健原则为温养脾胃，以健脾、祛湿、化痰为主，宜多吃辛、甘、温之品，如羊肉、鸡肉、鲫鱼、桂圆、高粱、薏苡仁、扁豆、橙子等。同时，家长要注意不要让孩子喝冷饮以及少吃寒凉的食物。如果家长能让孩子坚持这样的饮食习惯，并且常年坚持，那么孩子就能拥有健康。

🐦 遗传不足，体质偏颇

体质的形成，首先依靠的是先天禀赋。父母遗传给孩子的基因，胎儿在母体的生长发育情况，就是先天禀赋。遗传的基因好，胎儿期养育得好，孩子出生后体质自然棒。

自受精卵开始，孩子的体质基调都带着父母、家族、种族的烙印，先天赋予了个体体质的特殊"稳定性"，就算孩子在后天的生活中，体质受到环境、养护等作用的反复修改，可能发生变化，但是遗传来的体质基调则变化不大。所以，对于先天体质，我们要掌握好基调，顺势而为。

孩子的体质阴阳强弱与患病情况有很大关系，因为人的形体有胖瘦、体质有强弱、脏腑有偏寒偏热的不同。所受的病邪，也都根据每人的体质、脏腑之寒热而各不相同，或成为虚证，或成为实证，或成为寒证，或成为热证。就好比相对立的水与火，水多了火就会灭，火盛了则水就会干，事物总是根据充盛一方的转化而变化。也就是说，不同体质的孩子易患的疾病是不一样的。

如阴虚阳盛的体质，多形体消瘦、肤色显得苍劲、底气足、双目有神采，患病多为热性，常易有火，治疗时需用滋阴清火的食物或药物；阴阳俱盛的体质，多身形丰满、肌肉厚实、皮肤略粗、进食偏多，平时很少生病，若患病常常较重，由于病邪积累已经深久，治疗需用重药；阴盛阳虚体质，多形体丰满、肤色较白、皮肤娇嫩、肌肉松弛，进食虽多，易变化为痰涎，患病虽为热象，用药却不可过寒，以免伤阳；阴阳俱弱体质，若目有神则先天禀赋较强，若双目无神则身体糟糕，虽病患多，却不太重，也不能耐受大补、大泻、大寒、大热之药，只适宜平和之药，缓慢调养。

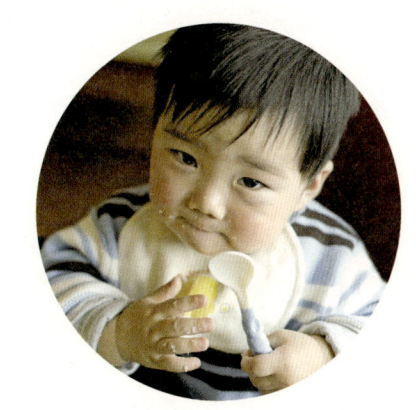

🐦 情志失调，肝气不舒

人的肝脏如同春天的树木，需要宽松的环境来舒畅调达地生长，若环境过于阴暗狭小，树叶就会出现枯萎发黄。和树木一样，人也需要心情舒畅才能进行正常的生理活动。人若焦虑抑郁，肝气不舒，胆汁分泌不畅，消化功能失调，就会出现失语不佳、面色发黄、腹胀便溏等症状。所以，对于心思过重的孩子，父母要及时察觉，积极为他排除烦恼，这样才有利于孩子脾胃的保养。

四、防胜于治，不让孩子健康"亮红灯"

在孩子发病的最初阶段，家长如果不懂一些育儿知识，错失了解决疾病的好时机，等到去医院治疗，孩子已经病到一定程度，治疗时往往要费比较大的劲，这对孩子和家长的身心都是一种折磨。

治病的好时机，将病未病阶段

"未病"一词首见于《素问·四季调神论》："是故圣人不治已病治未病，不治已乱治未乱，此之谓也。夫百病已成而后药之，乱已成而后治之，譬犹渴而穿井，斗而铸锥，不亦晚乎！"这段话从正反两方面强调了治未病的重要性。其实，疾病不是一两天形成的，一定是经历了一个过程才发展到严重的阶段。所以，正确的做法是在疾病的萌芽阶段即将病未病阶段，把它遏制。要知道，已经生病了再去治疗，相当于亡羊补牢，我们要做的是别让孩子进入生病的状态。那有些什么方法能在将病未病阶段遏制疾病的发展呢？下面我们一起来看看。

养精调神

精神状态是衡量一个人健康状态的首要标准，中医认为："恬淡虚无，真气从之，精神内守，病安从来。"因此中医始终把心理调治作为防病健身、治疗疾病的第一步。

合理饮食

中医认为，气血是人体生命活动的物质基础。人之气血、津液、精血均是脾胃所化生的。饮食合理则不病或病轻，反之则多病病重。因此，中医养生之要以食为本。病首先考虑从调理脾胃入手，先食之而后药之，特别是久病之人，百药难为，要首先开胃。

适当运动

未病之前运动疗法属于防病的层次，发病之后运动具有治疗和康复的意义。孩子属于特殊的人群，需要根据其体质、年龄、性别制定出适合他们的运动处方，以适应健身和疗病的需要。

科学用药

谈到治疗，中医有"齐毒药攻其中，针艾治其外"的方针。有病早医，这也是治未病的重要思想之一。但药物都是有毒性的，应中病即止。

让孩子不生病，优于给孩子治病

孩子生病，不仅孩子受罪，家长也跟着受累，这是每个当家长的都不愿经历的。如果能让孩子不生病，要比在孩子生病后给他找名医要好得多。

智慧型、学习型的家长，是掌握了一定的育儿知识以后，知道孩子的病是从何而来，然后主动去调整的。这类家长有两个典型的特点：一是他们不抱怨、不慌张；二是他们对人体的功能、疾病发生的各个阶段会有基本的了解。

因为家长的情绪会影响孩子，只有在愉悦的家庭氛围下，孩子的心情才会愉快，心情愉快后气血运行就正常了。此外，如果家长连孩子流的是黄涕还是白涕都分不清，孩子感冒是风寒还是风热完全搞不清楚，这样可能耽误孩子治病的好时机。不要不以为然，觉得以前的小孩子哪有那么多讲究，不照样长大了，再说现在医学发展如此快，自己搞不定自有医生，不用担心。但你有没有想过，本来如果你稍稍用心学点医学常识就能让孩子少受罪，你还会轻视那点医学常识吗？再比如说，有的家长不懂食物药性，觉得孩子身体有点虚，身高、体重等发育指标不及别的同龄孩子，就给孩子吃补药，结果孩子性早熟了，这时候你想孩子恢复正常可就难了，因为孩子已经发育了。可见，家长的无知可能正在透支孩子的生命。

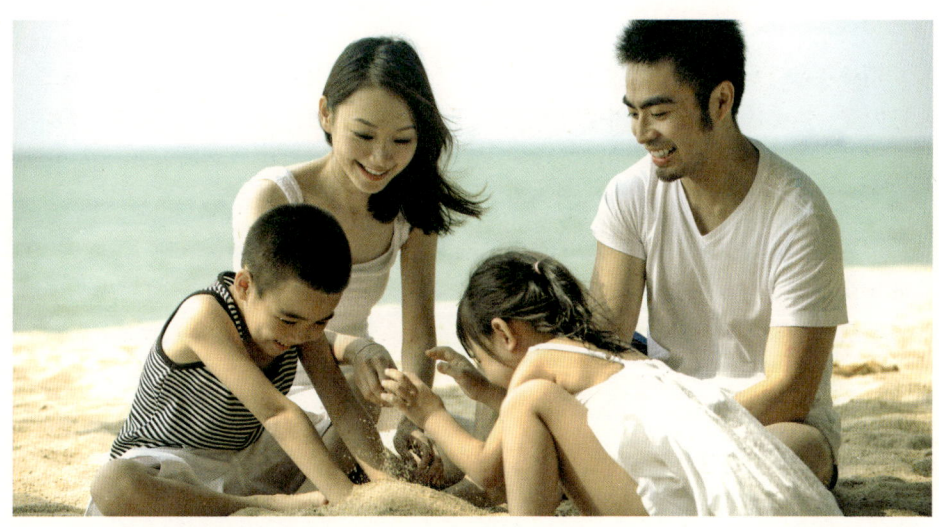

所以，父母掌握的健康知识越多，孩子的健康就越有保证。为了孩子的健康成长，父母需要了解孩子常见病、突发性疾病和心理异常等方面的知识，练就一双识别疾病征兆的火眼金睛。此外，还要懂得如何培养孩子良好的习惯，如何调理孩子的饮食，如何帮助孩子进行简单的治疗等，只有练就了远离疾病的健康心法，才能轻松有效地呵护孩子一生的健康。

Chapter 2

增强免疫力，孩子不发热、不咳嗽

孩子的肺一旦被外邪侵袭，就容易引起感冒、发热、咳嗽等疾病，父母不能等到孩子出现这些小毛病后再去解决，因为再好的治疗都比不上从未生病。父母平时要帮助孩子养好肺脏，肺强大了，就有更强的免疫力抵抗外邪的侵袭，即使偶尔发热、咳嗽也能在家里护理好。

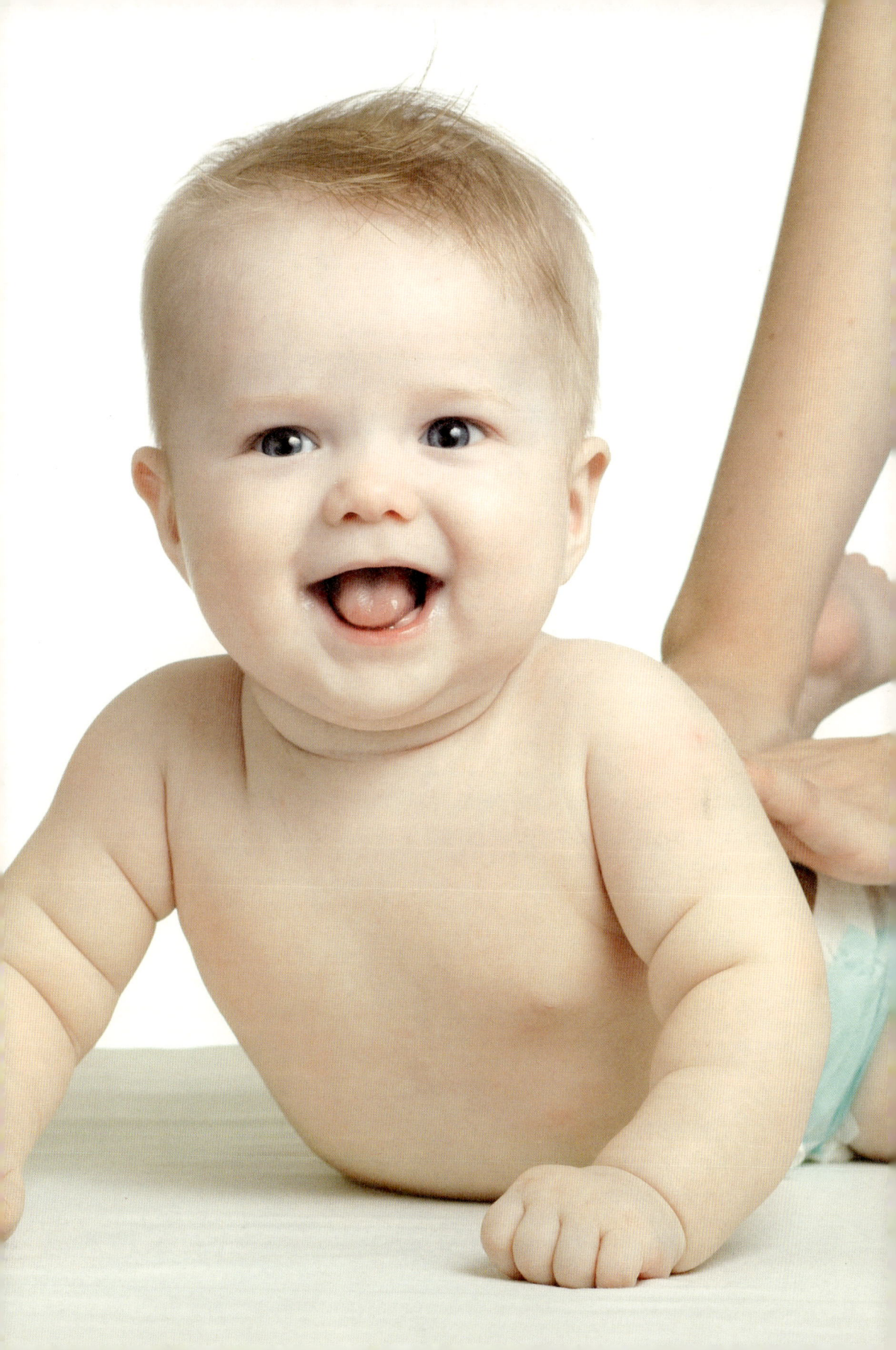

一、孩子的健康屏障，与肺有关

《黄帝内经·素问》中指出，"肺为脏之盖也"，在人体脏腑中，肺的位置最高，覆盖在五脏六腑之上，具有保护诸脏免受外邪侵袭的作用。肺功能好，能为身体树起健康屏障，不易生病。

肺为"相傅之官"，孩子养肺从呼吸开始

古代中医给人体的五脏六腑都分配了"官位"。心主宰全身，为"君主之官"；肺辅助心脏治理、调节全身的生理功能，犹如丞相辅佐着君主，因而为"相傅之官"。肺身居高位，担当重任，主气，司呼吸；主宣发和肃降；主行水，通调水道；朝百脉，主治节。肺功能如果失常，五脏六腑就会乱了套，身体其他器官也会"停摆"，孩子的健康状况也必然一团糟。

"天气通于肺""诸气者，皆属于肺"。肺的主要功能是进行体内外气体交换，吸入自然界的清气，呼出体内的浊气，并参与人体真气的生成。对孩子肺的保养，要从呼吸开始。

学会腹式呼吸

平时我们呼吸的方式主要是胸式呼吸，只动用肺上部，这样容易造成肺的偏用和偏废。腹式呼吸是调动全肺呼吸的一种形式，方法为：吸气时让腹部凸起，吐气时压缩腹部使之凹入。父母要提醒孩子的是，在练习腹式呼吸时，不要刻意追求呼吸的深长细缓，也不要任意延长呼气时间、缩短吸气时间，以免发生胸闷气短、头昏等不良反应。

坚持运动

肺本身不能主动扩张和缩小，人们的一呼一吸是通过呼吸相关肌肉的运动来实现的。让孩子坚持做一些有氧运动能提高呼吸相关肌肉的肌力及耐力，有利于肺的健康。

让孩子多笑

中医提出"笑能清肺"，笑能令胸廓扩张，胸肌伸展，肺活量增大，在笑中还会不自觉地进行深呼吸，清理呼吸道。所以父母平时要让孩子多开怀大笑。

保持室内空气清新

天气好时多开窗通风透气，室外空气质量不佳时可以使用空气净化器改善室内空气。

正气不足，孩子就易感冒

肺吸入的自然界的空气，脾吸收的饮食中的营养物质(谷气)和肾中精气相结合，共同生成人体之气以充养机体。气是人体一切生命活动的动力，它的生成、分布与调节均依赖于肺。如果肺的生理功能失常，则清气吸入减少，气生成不足，导致身体里的正气（身体的防御系统）变弱，外邪从口鼻大举入侵，就容易造成感冒。

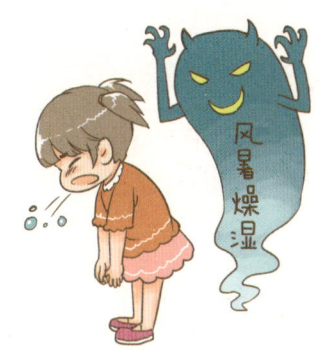

孩子受外感，首先袭肺

病邪由外而内侵袭人体的途径，即是外感。肺为华盖，通过口鼻直接与外界相通，因此温邪外侵，首先犯肺。肺不但易受邪侵，还不耐寒热，既受不了冻也受不了热。而且肺本清虚，不能容纳丝毫异物。故曰："肺为娇脏，寒热皆所不宜。"也就是说肺在五脏中最为娇嫩。

孩子身体稚嫩，肺就比成人更为娇嫩。病邪侵犯孩子的身体，首先伤害到的就是稚嫩的肺，导致肺虚，进而出现感冒、咳嗽等一系列肺系常见病，甚至引发肺炎、哮喘。所以，当外来病毒侵犯孩子的时候，父母要保护好孩子的肺。

肺以通为补，以润为养

肺统管人体宣发肃降，将气、血、津液输布至全身，外达皮毛，将异物与代谢后的废物清除体外。人体升降出入，开合转枢，皆由肺气所主，如果不能畅通就会发生疾病。要实现肺的功能，必须保证经脉畅通无阻，保持气机运行通畅。所以补肺，不是要给孩子吃人参、鹿茸、大鱼大肉等非常有营养的滋补食物，这些食物不仅不利于补肺，而且由于食材滋腻，容易阻碍气机运行，使肺功能更差。补肺应该给孩子吃一些具有宣肺通络功能的食物，以通为补。

肺喜润而恶燥，如果经常给孩子吃燥热性的食物，就容易使孩子的肺缺少滋润而造成损伤。所以养肺的食物要清润温和，以润为养。可以多给孩子吃些梨、百合、枇杷、莲子、萝卜等食物，这样可使肺腑滋润，充满生机。

二、细心呵护，为孩子储蓄健康

孩子生病是让全家人都揪心的一件事，看着孩子难受的样子，做父母的恨不得病都生在自己身上。要让孩子少生病，父母就要在提升孩子抵抗力上多下功夫。吃喝上讲究，生活中注意防护，中医保健，孩子的健康成长就来自于父母全方位的悉心呵护。

吃喝有讲究，为孩子健康打造防火墙

不良的饮食习惯很容易导致孩子出现健康隐患，做父母的要重视孩子的吃喝问题，让孩子养成良好的饮食习惯。孩子的吃喝讲究一点儿，健康的防火墙就更牢固一点儿。

母乳喂养不得少于 6 个月

母乳是孩子理想的食物，含有孩子所需的全部营养物质，适合孩子消化和吸收，而且不易引起孩子过敏。另外，母乳喂养减少了细菌感染的可能，而且母乳中含有的免疫球蛋白本身可以保护孩子免受病菌的侵袭。哺乳过程中，妈妈与孩子的情感交流，对孩子的心理、行为发育等都有着重要影响；哺乳时孩子各器官的刺激，也有利于孩子的智力开发。为了孩子能茁壮成长，妈妈最好将哺乳喂养坚持6个月以上。

添加辅食后依然坚持哺乳

虽然孩子出生6个月后要开始添加辅食，但这并不是意味着母乳没有营养了，而是因为随着孩子的生长发育，对营养的需求更高了。这时妈妈不要急着给孩子断奶，而是应该坚持哺乳。

职场妈妈也可以坚持母乳喂养

有的职场妈妈在产假结束后回到工作岗位时，因为喂奶不便就逐渐给孩子断了母乳，而改为人工喂养。其实大可不必，职场妈妈可以在上班前，用手或吸奶器将乳汁挤至消毒过的奶瓶中，然后存入冰箱。当孩子需要吃奶的时候，家人就可以加热给孩子吃。

克服困难坚持哺乳

有一些妈妈在哺乳过程中，可能会遇到乳房胀痛、乳头皲裂、乳腺炎等乳房不适症状，这些会给喂奶带来极大的痛苦，阻碍母乳喂养的顺利进行，此时，要坚定母乳喂养的信念，努力克服困难，及时就医和治疗，给孩子提供良好的营养来源，不可轻易放弃母乳喂养。

养肺要让孩子吃"白食"

不同脏腑的功能特性不同，保养的方式也有差异。肺喜润恶燥，因此养肺要润。按照五行配五脏的中医理论，不同颜色的食物，对应不同脏腑的保养。白色在五行中属金，入肺经，偏重于益气行气，因此润肺的是白色食物。

白色食物多性平偏凉，有很好的滋阴润燥作用，一般体质都可以放心食用。白色食物的外表虽然"单纯洁净"，但内涵却不"单纯"，每一种白色食物都有其独特的营养价值和健康意义。下面介绍一些日常生活中常见的白色食物，父母可以经常给孩子食用。

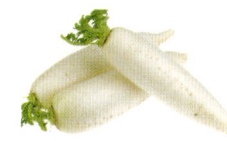

→萝卜

《本草纲目》称萝卜为"蔬中最有益者"，民间也有"十月萝卜赛人参"的说法。白萝卜能消食健脾顺气，另外富含多种维生素和矿物质，其中维生素C的含量比梨和苹果还要高。

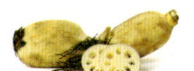

→莲藕

莲藕是十分不错的秋季当令食物，非常适合润秋燥。藕经过煮熟以后，性由凉变温，除了润肺，还能滋阴补气虚。给孩子吃可以清炒或焯一下凉拌，磨成藕粉做成藕饼也是十分不错的选择。

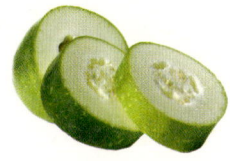

→冬瓜

冬瓜是生活中常见的润肺食物。常吃冬瓜可加速体内新陈代谢，阻止糖类转化成脂肪，对肥胖的孩子减轻体重也十分有利。但是冬瓜性凉，脾胃虚弱、容易腹泻的孩子不宜常吃冬瓜。

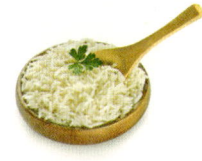

→大米

据《本草求真》中记载："大米味甘、性平，人非此物不能养生，故性端主脾胃，而兼及他脏。"大米能补肺阴、益肠，止烦渴，利小便，特别适合脾肺虚弱的孩子。

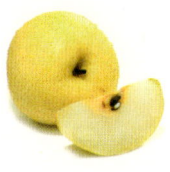

→雪梨

梨性凉，微寒，清肺气，具有生津润燥之功效。另外雪梨的苹果酸、胡萝卜素含量丰富，常吃有益于身体健康。但体质虚寒的孩子不宜生吃梨，有长期腹泻的孩子也不宜多吃。

→ 百合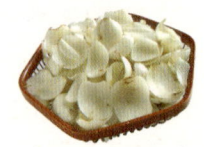

中医认为，百合入心、肺二经，具有养阴润肺、清心安神、清热利尿的功效。另外还含有丰富的蛋白质及维生素等。给孩子吃可以做成百合汤或八宝饭之类的甜食。

过食伤肺，平衡膳食

有的父母总是担心孩子吃不饱，营养不够，在餐桌上一个劲地往孩子碗里夹菜添饭，即使孩子表示"不想吃了"，父母也会觉得"多吃点长得好"而诱哄孩子多吃几口。殊不知，吃得过饱反而对孩子的健康不利。

《黄帝内经》中提到"少食补气"，少食即吃得要少；古代中医认为"凡食过则结积聚""饮食自倍，肠胃乃伤"。饮食有节，不偏食，不挑食，不暴饮暴食，不仅是养脾胃的要求，也是养肺的需要。人体水液代谢的平衡，气的生成，都有赖于脾肺的共同作用。如果长期饮食过量，或暴饮暴食，超过了脾胃的受纳运化能力，导致脾胃被超负荷利用而无法保养，就会损伤脾气，使脾运化饮食、水湿以及化生气血的功能减退，导致肺气不足，痰湿淤滞，感冒、咳嗽就会找上门来。

要减少对肺的伤害，作为父母就要从以下方面坚持让孩子有节制地饮食，并做到营养均衡：

· 给孩子吃的食物量要少于家长自己想象的量，如果孩子吃完不够的话，让他自己再向你要。

· 让孩子细嚼慢咽，这有助于提高对食物的吸收比例和降低食欲敏感性，并可调节进食量。

· 当孩子开始不专心吃饭，或说"不要"的时候，应拿走食物，不要强迫孩子多吃。

· 做到平衡膳食。主食、肉类、鱼禽蛋奶、各种蔬菜合理搭配，保证营养到位。

别让孩子喝冷饮

冷饮的甜美滋味、冰凉体验不管对大人还是孩子都有着极大的吸引力，有的父母架不住孩子的软磨硬泡，经常让孩子喝冷饮；有的父母自己贪凉，把整箱的冷饮批回家喝，并把这种习惯也带给孩子，这样极容易让孩子因贪食生冷食物而生病。

常喝冷饮危害大

中医认为，生冷之物多食伤脾胃。孩子的胃肠功能发育尚不健全，十分娇嫩，胃肠道黏膜血管对寒冷刺激更敏感，过量喝冷饮极易引起孩子胃肠功能紊乱，发生胃肠痉挛，出现胃痛、腹痛、腹泻等症状。

常喝冷饮也会影响孩子胃肠道对食物的消化、吸收，进而影响正常饮食。而冷饮所提供的营养成分与正常饮食相比少得可怜，长此以往，势必导致孩子营养不良、体质下降。

孩子过量吃冷饮，还会使口腔及咽喉长期处于冷刺激状态，出现因咽喉局部血管收缩、抵抗力降低而感冒。

冷饮不解渴

许多孩子在炎热的夏季，总是喜欢一杯接一杯地喝冷饮，一口气喝下去，当时会觉得爽快无比。但几分钟过后，口渴又现，忍不住再喝一杯，过一会儿发现比原来还渴，于是再喝。其实，冷饮并不解渴。人体的血浆渗透压提高时，虽然体内并不缺水，人也会感到口渴。孩子喜欢的冷饮中含有较多的糖分，还含有脂肪等物质，其渗透压远远高于人体，因此，喝冷饮当时虽觉凉爽，并临时掩盖了口渴的感觉，但几分钟过后，胃肠道温度复升，又会感到口渴，而且会越喝越渴。

自制饮料代替冷饮

当孩子在家十分想喝冷饮时，父母可以给孩子自制饮料代替冷饮。许多瓜果都营养丰富，不妨做成鲜榨饮料，在冰箱冷藏室放10分钟左右再给孩子饮用，既有些微凉意又不会刺激孩子脾胃。现在一年四季都能喝上冷饮，父母为了孩子的健康，要抵挡住孩子的软磨硬泡，不要让孩子喝冷饮，当然父母更要以身作则，给孩子树立一个好榜样。

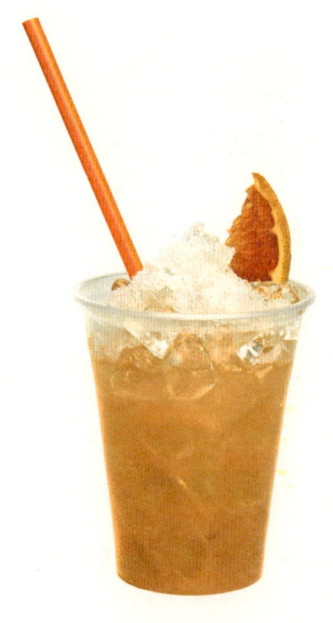

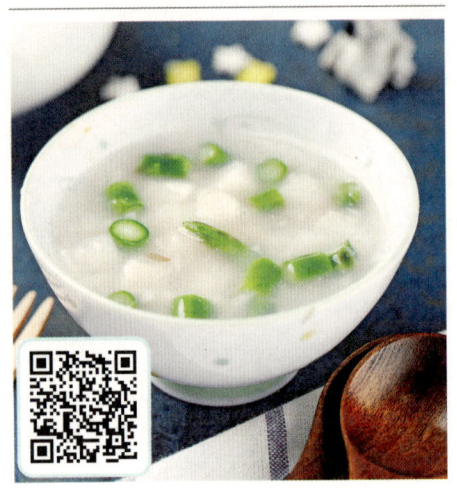

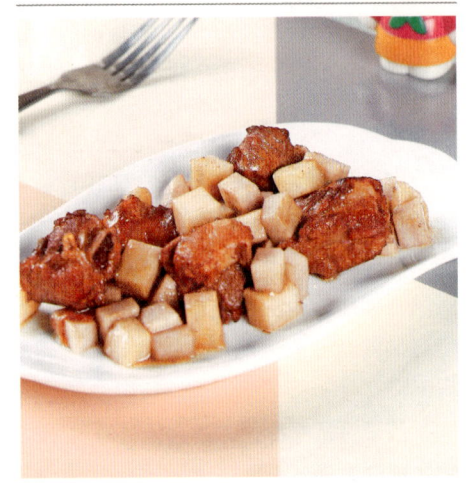

芦笋马蹄藕粉汤 🥄

食材：马蹄肉 50 克，芦笋 40 克，藕粉 30 克

制作步骤：

1. 将洗净去皮的芦笋切丁，洗好的马蹄肉切成小块。
2. 把藕粉装入碗中，倒入适量温开水，调匀，制成藕粉糊，待用。
3. 砂锅中注入适量清水烧热，倒入切好的食材，拌匀。
4. 用大火煮约 3 分钟，至汤汁沸腾。
5. 倒入调好的藕粉糊，拌匀，至其溶入汤汁中。
6. 关火后盛出煮好的藕粉汤，装入碗中即成。

芋头排骨煲 🥄

食材：芋头 400 克，排骨 250 克
调料：盐 2 克

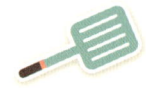

制作步骤：

1. 洗净去皮的芋头切厚片，切条，切丁。
2. 锅中注入适量的清水，大火烧开，倒入备好的排骨，焯去杂质。
3. 将排骨捞出，沥干水分，待用。
4. 锅中注入适量的清水，大火烧热，倒入排骨，盖上锅盖，大火煮开转小火焖 20 分钟。
5. 揭开锅盖，倒入芋头块，搅拌匀，盖上盖，小火继续焖 10 分钟至熟透。
6. 揭开锅盖，加入盐，搅拌调味。
7. 关火，将煮好的菜盛入盘中即可。

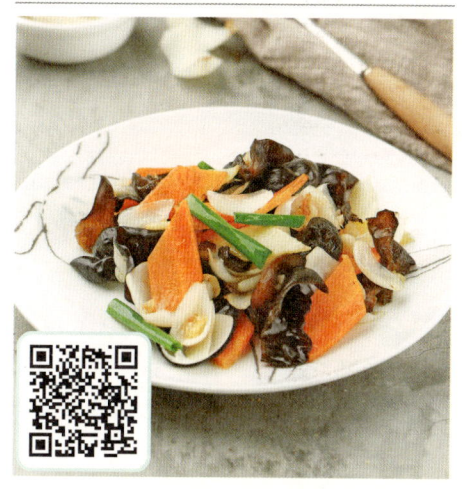

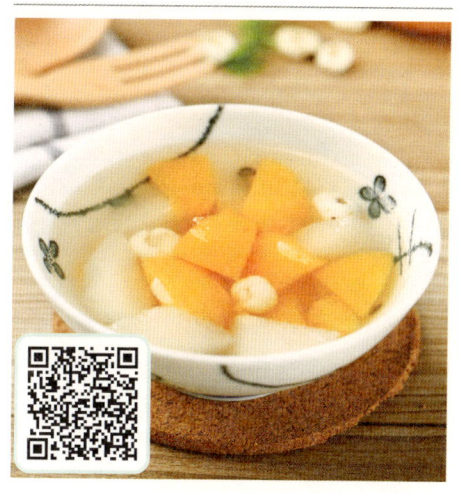

木耳炒百合

食材：水发木耳 50 克，鲜百合 40 克，胡萝卜 70 克

调料：盐 3 克，鸡粉 2 克，料酒 3 毫升，生抽 4 毫升，水淀粉、食用油各适量，姜片、蒜末、葱段各少许

制作步骤：

1. 将洗净去皮的胡萝卜切成片，洗好的木耳切成小块。
2. 锅中注水烧开，加入少许盐，放入胡萝卜片和切好的木耳。
3. 锅中淋入少许食用油，搅匀，煮至食材断生后捞出，沥干水分，待用。
4. 用油起锅，放入姜片、蒜末、葱段，爆香。
5. 倒入百合，翻炒匀，淋入少许料酒，再倒入焯好的食材，快速翻炒至全部食材熟透。
6. 转小火，加入盐、鸡粉，淋入生抽，倒入少许水淀粉，翻炒几下，至食材入味，盛出即可。

川贝枇杷雪梨糖水

食材：雪梨 40 克，枇杷 25 克，川贝 2 克

调料：冰糖 25 克

制作步骤：

1. 洗净的枇杷去籽，切成小块；洗净的雪梨去核，去皮，切成小块。
2. 把切好的食材浸入清水中，备用。
3. 锅中注入约 600 毫升清水烧热，倒入洗净的川贝。
4. 盖上锅盖，煮沸后转小火煮约 20 分钟至川贝熟软。
5. 揭开盖，撒入冰糖，倒入雪梨块，搅匀，再放入切好的枇杷，搅拌几下。
6. 盖上盖子，煮约 3 分钟至冰糖完全溶入汤汁中，盛出即可。

中医保健方，带给孩子好体质

中医具有养生保健、预防疾病及辅助治疗等作用，父母掌握一些中医保健知识，并结合孩子体质进行个性化调理，可以帮助孩子增强抵抗力，远离疾病。

婴儿抚触操，为孩子进行爱的抚触

作为父母，在孩子初期成长阶段（1岁以内），每天花少许时间为孩子做抚触，能增进与孩子的情感交流，促进孩子的身体和智力发育，增强孩子的免疫力。

抚触前做好准备工作

建议选择在两次喂奶之间的空档或者孩子洗澡后进行抚触，整个过程控制在15分钟以内。所选的环境必须温暖且避风，室温宜控制在28℃左右，可以播放一些柔和的音乐来增添温馨的气氛。抚触时可以配合使用一些婴儿油润滑皮肤，父母要洗净双手，保持双手温暖。

日常抚触操手法

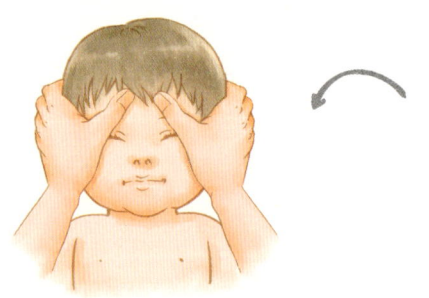

头部抚触

双手放于孩子前额中心处，用指腹轻柔地从额头向外平推至太阳穴；眉头、眼窝、人中、下巴这些部位，用同样手法沿着脸的轮廓向外平推。

胸腹抚触

胸部抚触，双手掌放在孩子两乳头连线中点处，然后分别从里向外做画圆的滑动；腹部抚触，手指并拢，掌心放平，以顺时针方向画圆来按摩孩子的腹部，注意按摩时不能离孩子肚脐太近。

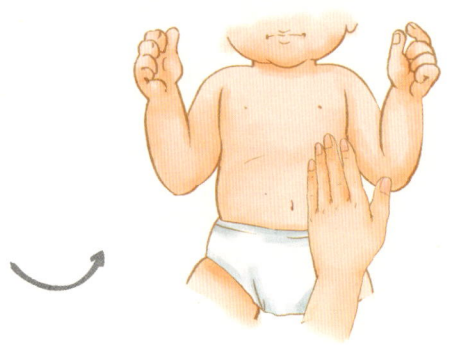

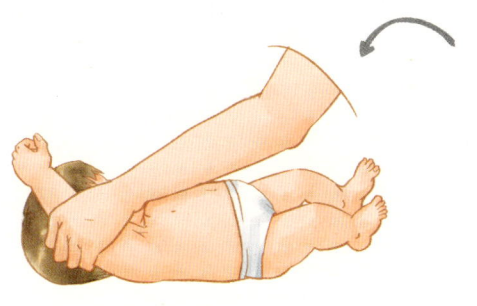

上肢抚触

从上臂到手腕，上下来回轻捏按揉孩子的手臂，反复进行 3 ~ 4 次；然后双手夹住孩子的手臂，从孩子肩膀到手掌的方向轻轻搓滚；接着将孩子手掌打开，放到手心里揉擦 20 秒，再用拇指和食指抚摩他的手掌、手背及手指，然后轻轻地拉扯每一根手指。

下肢抚触

让孩子仰卧，用一只手握住孩子后脚跟，另一只手从孩子的臀部向脚踝方向滑动，轻轻捏压；用手掌贴在孩子的下肢部位，用手指轻轻揉捏孩子的大腿肌肉；用一只手轻握住孩子脚踝，另一只手的拇指推按孩子的脚掌。

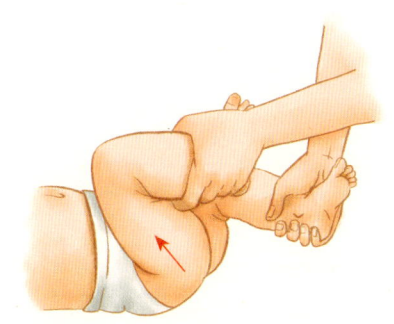

背部抚触

让孩子俯卧，双手横放于孩子背部，力度均匀地交替从孩子脖颈抚摩至臀部，反复进行 3 ~ 4 次；然后一手扶住孩子身体，另一手手指合起，轻轻旋转推按孩子的脊椎两侧，再换手重复；左手张开手指头，像梳子一样，轻缓地由孩子的上背往下背梳过。

温馨提示

做抚触时，要注意观察孩子的反应，根据孩子的需要随时调整。如果他感觉这个姿势很难受，不要强迫他保持；如果他开始哭闹，要等他平静下来再继续。

🌸 推拿，手到病不来

如果孩子生病了，推拿可以作为一种辅助治疗手段，配合医生的诊治，帮助孩子尽快痊愈。推拿更可以作为日常保健手法发挥改善孩子体质、提高机体免疫力的作用。

给孩子进行推拿，首先要根据孩子的体质和身体状况，找准适合孩子的推拿部位。由于父母们基本上都不是专业人士，可以将孩子带到中医院，让有经验的医生找出适合自己孩子的部位，然后在家给孩子进行推拿。一般来说，给孩子的日常保健中可以经常使用的推拿部位及手法如下，推拿前的准备工作可以参考给孩子抚触前的准备：

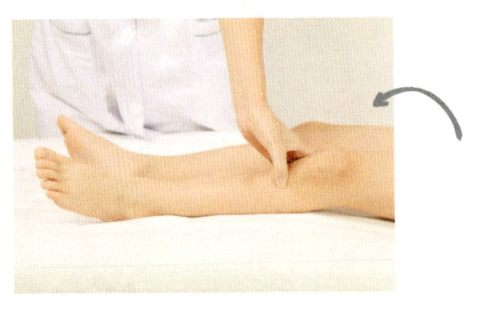

足三里穴

定位：位于小腿前外侧，当犊鼻下3寸，距胫骨前缘一横指。

手法：让孩子仰卧，用拇指指腹用力按压足三里穴1下，然后以顺时针的方向揉按3下，即一按三揉，操作50～100次，对侧以同样的方法操作。

涌泉穴

定位：位于脚掌（除脚趾）前1/3与后2/3的交界的凹陷处。

手法：用拇指指腹按压在孩子涌泉穴上，用力向脚趾方向推50～100下；然后以拇指指腹按压在此穴上，以顺时针的方向揉100～300下，对侧以同样的方法操作。

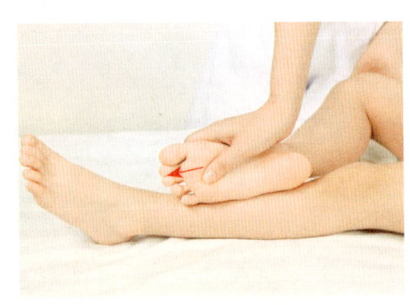

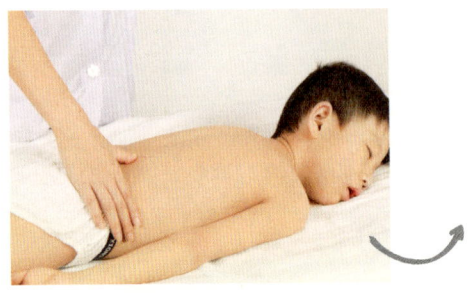

肾腧穴

定位：位于腰部，当第二腰椎棘突下，旁开1.5寸处。

手法：让孩子俯卧，用拇指指腹点按肾腧穴，以顺时针的方向揉按10～30次，再以逆时针的方向揉按10～30次，对侧以同样的方法操作。

八髎穴

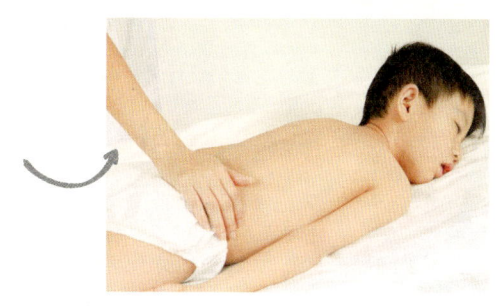

定位：位于骶椎，又称上髎、次髎、中髎和下髎，左右共八个穴位，分别在第一、二、三、四骶后孔中。

手法：用小鱼际横擦八髎穴，以皮肤微红为度，不要擦破皮，通常横擦10～15次；然后以掌根按压在八髎穴上，以顺时针的方向揉按30～50次。

刮痧，刺激体表脉络

刮痧是中医特色疗法之一，通过刺激体表脉络，改善人体气血流通状态，从而达到活血祛瘀、调整阴阳、舒筋通络、扶正祛邪的作用。掌握正确的方法给孩子刮痧，有助于增强孩子体质，起到预防保健作用。

刮痧工具比较简单，只需要一块牛角材质的刮痧板；为了减轻刮痧对皮肤的损伤，可以准备一点儿橄榄油或凡士林软膏涂抹在孩子皮肤表面。在刮痧时，父母要掌握好力度，通常刮至孩子皮肤微红为宜，可不出痧。另外，不足8岁的孩子最好不要刮痧，因为太小的孩子皮肤过于娇嫩，容易感染，也难以忍受刮痧的痛感。

一般来说，常用于增强孩子体质的刮痧穴位和手法如下：

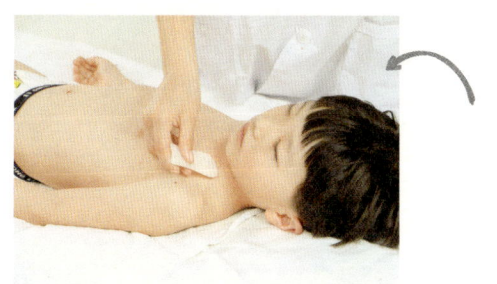

缺盆穴

定位：位于锁骨上窝中央，距前正中线4寸。

手法：用角刮法沿锁骨刮拭缺盆穴1～2分钟，对侧以同样的方法操作。

滑肉门穴

定位：位于上腹部，当脐中上1寸，距前正中线2寸。

手法：用角刮法刮拭滑肉门穴1～2分钟，可不出痧，对侧以同样的方法操作。

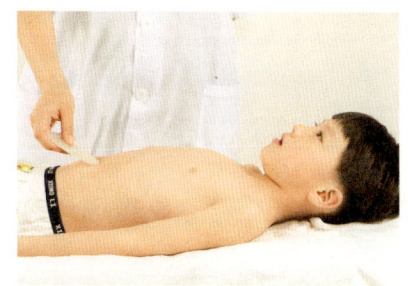

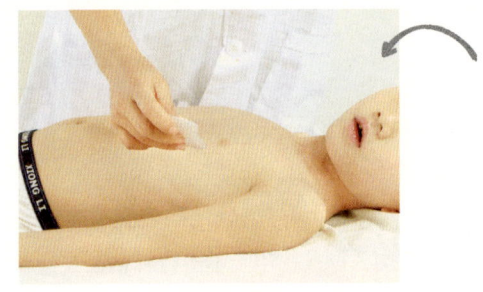

期门穴

定位：位于胸部，当乳头直下，第六肋间隙，前正中线旁开4寸。

手法：用角刮法刮拭期门穴1～2分钟，可不出痧，对侧以同样的方法操作。

太渊

定位：位于腕掌侧横纹桡侧，桡动脉搏动处。

手法：用角刮法从上向下刮拭太渊穴1～2分钟，对侧以同样的方法操作。

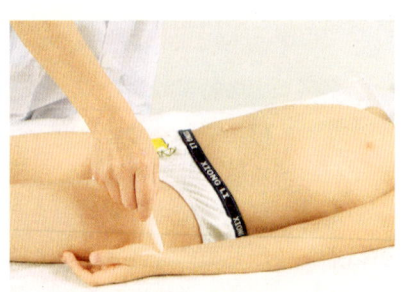

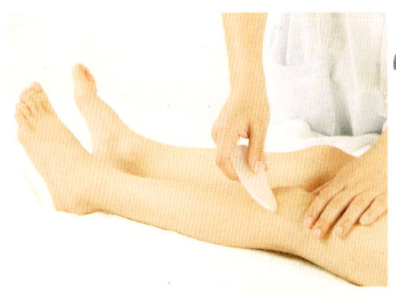

犊鼻

定位：位于膝部，髌骨与髌韧带外侧凹陷中。

手法：用角刮法刮拭犊鼻穴3～5分钟，可不出痧，对侧以同样的方法操作。

温馨提示

给孩子刮痧所选择的环境必须温暖且避风，以免让孩子着凉。天气炎热的时候，如果室内用空调或电扇降温，要避免让孩子处于风口处。刮痧后，可以给孩子喝一杯温开水，帮助排毒。如果要给孩子洗澡，最好过4小时，等皮肤毛孔闭合恢复原状后再洗，否则易受风寒等病邪的侵袭。

耳穴贴压，简易有效

中医认为："五脏六腑，十二经脉有络于耳"，意思是说，耳朵是全身经络的汇集之处。我们身体的五脏六腑都可以在耳朵上找到相应的反应区或敏感点，时常对耳朵进行适当的刺激能疏通经络，起到调整脏腑的功能。

耳穴贴压是根据身体不同的调理需要，用药粒、王不留行籽等圆形物质作为压丸贴压耳穴的一种耳穴刺激法。以调理孩子脾胃功能为例，可以选用王不留行籽粘在 5 毫米见方的胶布中间，选取耳穴中的胃、脾、小肠为主穴贴敷好。贴好后叮嘱孩子主动用拇指、食指轻轻按压刺激贴压的耳穴，每天每穴 3 ~ 4 次，每次 2 分钟。按揉时以感到痛、麻、胀感觉为宜，不要用力过重损伤皮肤。

耳穴贴压具体贴哪些穴位，用什么压丸，要根据孩子的身体状况和保健需要决定。大部分父母都没有掌握相关的专业知识，最好带着孩子去中医院找医生帮忙确定。需要注意的是，耳郭皮肤有炎症或冻伤以及对脚部过敏的孩子不适合进行耳穴贴压；另外如果按揉处皮肤出现破损，要停止按揉，更换为对侧相应的耳穴；贴压耳穴后一般 3 天更换 1 次耳贴，夏季出汗多，更换要更频繁一些。

冬病夏治"三伏贴"

根据中医"春夏养阳"和"冬病夏治"的原则，对于一些在冬季容易发生的疾病，在夏季人体阳气充足的时候给予针对性的穴位敷贴，有利于温阳散寒、扶正固本，增强机体抵抗病邪的能力，实现冬季易发病的及早预防。

家长们比较熟悉的冬病夏治穴位敷贴就是"三伏贴"了。一般孩子超过 2 岁，家长就可带他去医院敷贴了。贴"三伏贴"不会给孩子带来痛感，易于被孩子接受，且一般来说没有不良反应，比较安全便捷。但不建议家长购买成药自己在家给孩子敷贴，以免用药不当。另外，家长不要擅自延长具体的敷贴时间，要谨遵医嘱，如果发现孩子敷贴后有不良反应也要及时带孩子就诊。

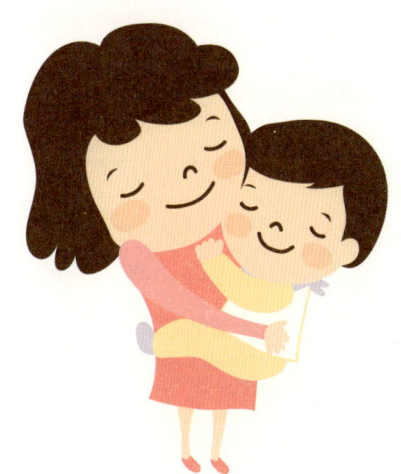

🌸 艾灸，保健一步到位

艾灸是点燃用艾叶制成的艾炷或艾条，熏烤人体的穴位，激发经气，以达到治病保健的效果。艾灸操作简单，非常适合作为居家保健手法。

温和灸

将艾条燃着的一端与施灸部位的皮肤保持 3 厘米左右的距离熏烤穴位。不会让孩子产生灼痛感，是适合孩子的艾灸手法。采用温和灸要注意掌握好施灸距离和施灸时间，防止烫伤孩子。施灸前父母可以先将自己手臂内侧放在孩子施灸的部位，感知一下温度强弱。

回旋灸

将燃着的艾条在穴区上方一定距离处做往复回旋的移动。用这个手法给孩子艾灸，一次可以给以较大范围的温热刺激。

艾灸盒

艾灸盒是一个盛放艾炷的器材，使用时取一个艾炷固定在艾灸盒顶盖上，点燃艾炷，放于艾灸盒内即可。

父母在给孩子进行艾灸调理前，应当先咨询医生，确定适合自己孩子的穴位、手法。一般来说，适合给孩子增强体质的常用艾灸穴位和方法有：

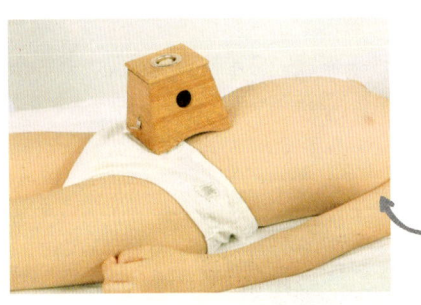

气海穴与关元穴

定位：气海穴位于下腹部，前正中线上，当脐中下 1.5 寸；关元穴位于下腹部，前正中线上，当脐下 3 寸处。

手法：将燃着的艾灸盒放于气海穴、关元穴上灸治 10 分钟，以穴位上皮肤潮红为度。

足三里穴

定位：定位：位于小腿前外侧，当犊鼻下 3 寸，距胫骨前缘一横指。

手法：用艾条温和灸法灸治足三里穴 10 分钟，对侧以同样的方法操作。

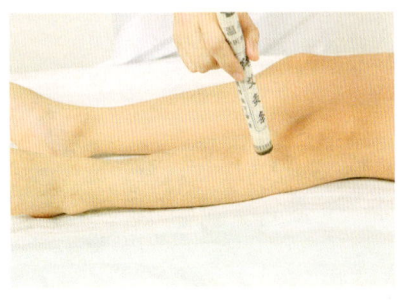

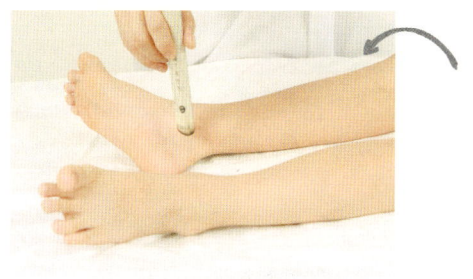

三阴交穴与太溪穴

定位： 三阴交穴位于小腿内侧，当足内踝尖上 3 寸，胫骨内侧缘后方；太溪穴位于足内侧，内踝后方，当内踝尖与跟腱之间的凹陷处。

手法： 用艾条回旋灸灸治三阴交穴和太溪穴 10 分钟，对侧以同样的方法操作。

命门穴

定位： 位于腰部，当后正中线上，第二腰椎棘突下凹陷中。

手法： 将燃着的艾灸盒放于命门穴上灸治 10 分钟，以穴位上皮肤潮红为度。

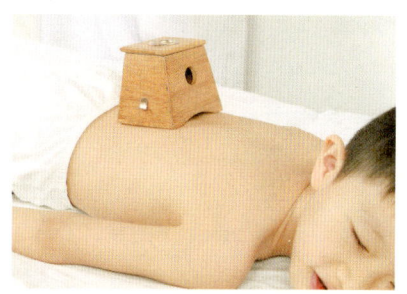

拔罐，找对方法效果好

拔罐是中医传统的诊疗手段之一，孩子常见的感冒、咳嗽、肺炎等呼吸系统疾病和积滞、腹泻、腹痛等消化系统疾病，都可以采用对应的拔罐方法进行预防和保健。由于拔罐容易产生瘀血，孩子的皮肤又特别娇嫩，所以在家给孩子拔罐时一定要特别注意安全问题。

一般而言，给 12 岁以下的孩子拔罐要遵医嘱，因此建议家长先带孩子去中医科看医生，等确定了孩子可以拔罐并学会了方法之后，再在家给孩子做。拔罐用的火罐有点火罐和真空罐两种可选，点火罐更贴近传统中医理论，真空罐使用方便、安全，但效果不及点火罐，如果家长不能熟练操作点火罐，建议还是选择真空罐。此外，给孩子拔罐的时间不要超过 5 分钟，也不要在同一个位置反复拔；拔完罐以后不要让孩子立即洗澡和吹空调；可以让孩子喝一杯温开水帮助排毒。

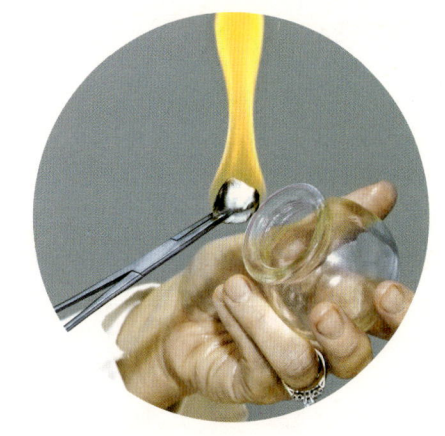

生活防护，增强免疫力事半功倍

作为父母，一定要时刻保有健康意识，在日常生活中，对一些容易影响孩子肺部健康的不利因素注意防范，让孩子的肺尽量远离各种无形的伤害，帮助孩子增强免疫力。

四季调养，顺时养生

《黄帝内经》中强调，要"顺四时而适寒暑""服天气而通神明"，认为对自然界阴阳的变化，"逆之则灾害生，从之则苛疾不起"。在这一原则指导下，提出了四季养生法：春生夏长，秋收冬藏。聪明的父母也会顺应四季的阴阳变化、寒暑不同让孩子适时养生。

春季养"生"

"一年之计在于春"，春季是万物生长发育推陈出新的季节，此时人体内的阳气也开始生发，父母应注意保护孩子的阳气。

衣 俗话说"春捂秋冻"，春季气温容易出现反复，早晚温差大，贸然减少衣物容易让孩子娇嫩的肺脏受到寒邪的侵袭，因此要"捂一捂"。"春捂"不是让孩子一直穿着棉衣不脱，而是要"慢半拍"。比如气温已经稳定回升了，这时别急着给孩子减衣物，再"捂"几天，一般等气温持续在15℃以上且相对稳定时，春捂就可以结束了。如果昼夜温差大于8℃，那早晚要给孩子"捂"上，白天气温高时脱掉即可。

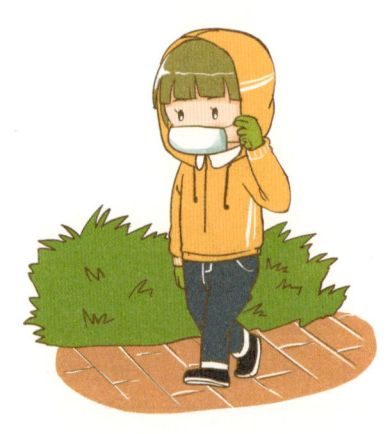

食 除了穿衣保暖之外，春季应多给孩子吃补阳气的食物，如红枣、花生等辛温类食物，新鲜蔬菜如春笋、菠菜、韭菜等；饮食要求清淡、温养，不宜大量食用油腻、生冷的食物。

住 春季是传染病多发期，要保持室内干净和空气流通；晚上要注意调节好室内温湿度，让孩子早睡早起。

行 春季阳光明媚的时候，可以多和孩子到户外进行散步、慢跑锻炼身体，升发阳气；或进行郊游、远足、踏青，都对健康有利。

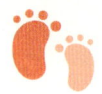

夏季养"长"

夏季气温逐渐升高，雨量充沛，大多数植物都在此时"疯狂"生长，人体的阳气也在这时候较为旺盛，因此夏季养生应注意顺应阳气的生长。

衣 夏季暑热之邪当道，要让孩子适当少穿衣；衣料建议选择浅色的丝绸、棉布，以利身体内排出的汗气散发；要勤于给孩子换衣，防止汗液浸湿生细菌。

住 夏季宜比春季稍晚睡、早起，中午让孩子午休；保持室内环境的清凉干燥；孩子睡觉时最好不开电扇，也不要把空调开得很低或让空调对着孩子吹。

食 夏季多湿，易伤阳气，可适当让孩子多吃清热利湿的食物，如绿豆粥、荷叶粥，使体内湿热之邪可从小便排出。另外，要少吃辛辣、油腻的食物，多吃清淡、易消化的食物。

行 让孩子尽量避免在高温下活动，锻炼时间可选择在清晨和黄昏，时间不宜过长，以散步、游泳为宜。大量出汗后，不要让孩子过多饮用凉开水，也不要用冷水冲澡。

秋季养"收"

秋季气温凉热交替并逐渐下降，自然界的阳气由疏泄趋向收敛、毕藏，人体的生理活动要适应自然界阴阳的变化。因此，秋季要让孩子收敛精神不外泄。

衣 初秋暑热未尽，早晚温差大，气温不稳定，这时不宜立刻增加衣物。秋天微寒的刺激，可提高皮肤和鼻黏膜的耐寒力，从而增强机体适应寒冷气候的能力。但对孩子来说，不能一味"秋冻"。

行 秋季进行户外活动和体育锻炼注意一个"冻"字，不要搞得大汗淋漓，当孩子脸色泛红，周身微热，尚未出汗，即可停止锻炼，以保证阴精的内敛，不使阳气外耗。

食 为防"秋燥"，秋季的饮食应"少辛增酸"，尽量少让孩子吃葱姜蒜等辛味之品，多吃酸味果蔬；秋季易伤津液，还要多让孩子吃梨、芝麻、核桃、蜂蜜等滋阴润肺的食物。

住 孩子在秋季应保证睡眠充足，注意劳逸结合；初秋白天气温高，注意不要让孩子久吹电扇；深秋寒气袭人，白天要经常打开门窗，保持室内空气新鲜。

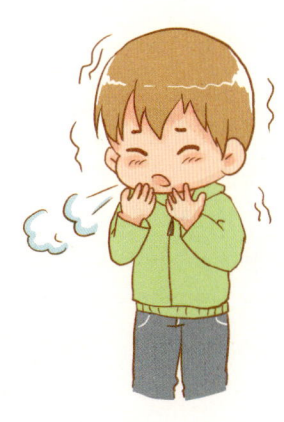

冬季养"藏"

冬季寒风凛冽，万物蛰伏，大自然中阳气潜藏，阴气旺盛。因此，冬季给孩子养生要从养阴藏阳着手，注意潜藏阳气，养护阴精。

衣 冬季天气寒冷，父母要为孩子做好保暖工作，为其添加衣服；注意孩子颈部、头部的保暖，为孩子准备围巾和帽子。

食 冬季进补应顺应自然，注意养阳，饮食以滋补为主，可以让孩子多吃温性、热性的食物，如羊肉、牛肉、鳝鱼等荤食，同时多吃新鲜蔬菜和水果补充维生素。

住 孩子在冬季应保持充足的睡眠，宜早睡晚起，睡前可用热水泡脚；室温宜保持在 18 ~ 22℃，可以使用加湿器增加室内湿度；定期开窗通风，保持室内空气流通。

行 冬季大自然处于"阴盛阳衰"状态，让孩子常晒太阳能起到壮阳气、通经脉的作用；同时，鼓励孩子进行适当的体育活动，促进孩子身体的新陈代谢，加快全身血液循环。

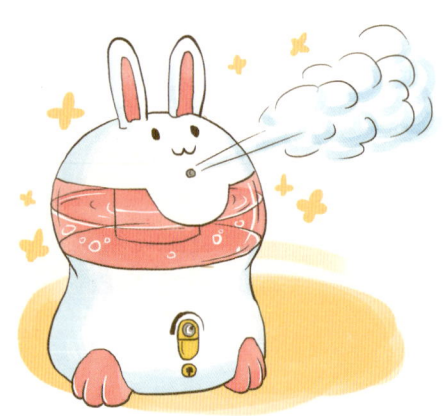

🌟 经常吹空调，损伤孩子肺的阳气

夏季高温让许多疼爱孩子的父母担心孩子难耐酷暑，多选择让孩子长期待在空调房里。冷风一吹，是觉得凉爽，但孩子的身体受不了，阳气很容易受损。

本来在天气热的时候，皮肤就开泄，毛孔张开，肺气会推动津液往外走，表现出来就是冒汗了。如果常处于空调环境下，毛孔会自动收缩，汗排不出来，体内的湿邪、暑邪就无法及时排出体外。肺主水，本来肺要把水通过汗液疏泄出去，却被冷风强行堵了回来，肺就要消耗更多阳气去做这件事，致使阳气受损，水液运化失常，易化成痰，出现咳嗽、咳痰等症状。而且密闭的空调房里空气不流通，易被污染，孩子长期处于这样的环境下容易吸入各种细菌和病毒，损害健康。

因此，父母不要让孩子长期生活在空调房里，每天清晨和黄昏室外气温相对较低时，带孩子到户外活动，呼吸新鲜空气，出出汗，赶走身体里的湿邪，加强身体的适应能力。

空气污染，孩子的肺比大人的更容易受伤

现代人虽然吃得好穿得好用得好，但想享受生存基本的资源——清新的空气却成了难题。空气中混杂了工业废气、汽车尾气、细菌、灰尘等各种污染物质，对每个人的健康都有不利影响，而孩子的肺在这样的环境中，比大人的更容易受到损伤。

很多家长可能都没有想到过，虽然同在一片蓝天下，但孩子呼吸到的空气，和大人是不一样的。大人个子高，呼吸到的是"上面"的空气，而小孩个子矮，还经常蹲着或趴在地上玩耍，呼吸到的是"下面"的空气。现在空气污染比较严重，而污染物质一般都比较浊重，沉在空气的下边，很多都被孩子吸进去了；另外，因为孩子呼吸的频率比大人快，所以吸收污染物也特别快，吸进肺里的废气更多。孩子的肺本就娇嫩，怎么受得住这样的刺激。

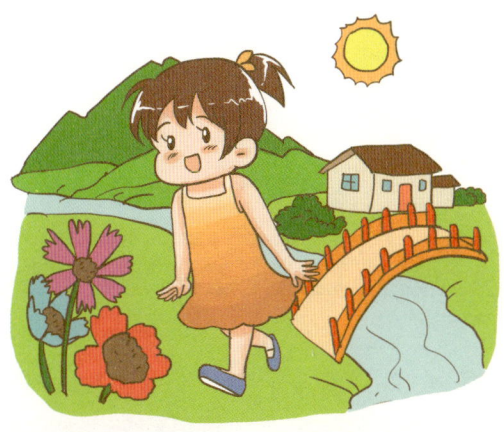

空气污染严重时，做父母的只能尽量少让孩子暴露在无防护的污染的空气中，大一些的孩子出门可以戴上口罩，外出回家及时洗手洗脸；空气质量相对好一些的时候，多带孩子去绿植多的场所进行户外活动，彻底清清肺。在室内时多开窗，让气流搅动空气各个高度的成分，这样才能让孩子呼吸到更优质的空气。

让孩子远离装修污染

为了改善居住环境，现代家庭免不了要进行装修，装修过程中会产生可吸入颗粒物、细菌、病毒、有害气体等污染物，被人体吸入以后都会直接吸附在肺上，有的粉尘会直接进入肺部组织，损伤黏膜，导致呼吸道疾病。

装修产生污染是不可避免的，作为父母只能让孩子远离装修污染。首先，装修时选择环保的材料，值得信任的装修队伍；装修完后通风半年再入住，入住前可以先进行污染物检测，室内环境达标后再安心入住；其次，父母要多留意周围环境，尽量避免带孩子去刚装修好的商场、游乐场所、补习场所、幼儿园等地方。

三、外感病症，重在扶正祛邪

外感病症的基本病机为外邪侵袭，正邪相争，脏腑功能失常。外感病邪的性质和作用部位的不同，引起功能失调的脏腑和证候特征就有差异，于是发生不同的外感病症，如外邪袭表则肺卫不和而病感冒。外感病症是外邪所伤，所以外感病症的治疗要点，首先是及时有效地祛除外邪。

感冒证型多，辨证施治是良方

感冒，在中医中被称为伤风、伤寒、冒风等，是小儿时期常见的外感性疾病之一，临床以发热恶寒、头痛鼻塞、流涕咳嗽、打喷嚏为特征。因感冒的病因较多，感冒证型多样，而不同的证型又有不同的表现，因此，在治疗上应辨证施治。

孩子为什么易感冒

感冒，一年四季均可发病，以冬春多见，在季节变换、气候骤变时发病率高。小儿患感冒，因其生理病理特点，易于出现夹痰、夹滞、夹惊的兼夹证。尽管感冒作为一种常见的病症为家长熟悉，但孩子总是感冒，家长也很苦恼，不明白究竟是什么原因导致孩子反复感冒。

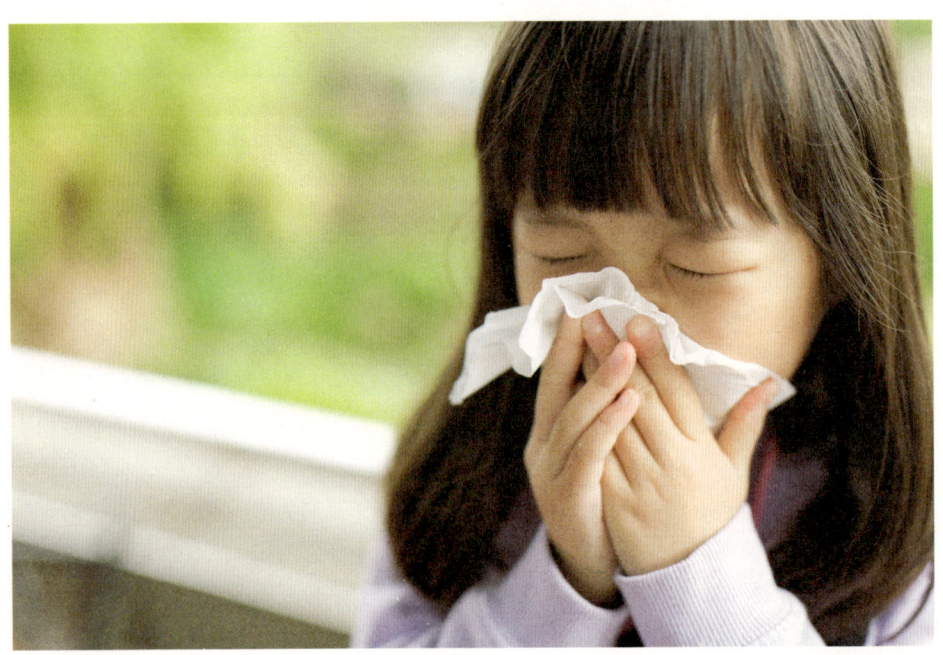

孩子免疫系统不成熟

孩子容易患感冒，首先与他们机体的生理、解剖特点，免疫系统发育不成熟有关。孩子的鼻腔狭窄，黏膜柔嫩，黏膜腺分泌不足，较干燥，对外界环境适应和抵抗能力较差，容易发生炎症。

早产儿、有先天性缺陷或疾病的孩子，比如心肺功能不全，特别是患有先天免疫性疾病时，护理稍有失误就可能发生感冒。

喂养和护理不当

家长的喂养和护理方式，直接关系着孩子的健康状况。由于孩子生长发育快，那些因缺少母乳而采取人工喂养的孩子，以及过于娇惯、偏食、厌食的孩子，营养不良或不均衡，可能引起不同程度的缺铁、缺钙或维生素及蛋白质摄入不足。铁、锌和蛋白质等营养成分对免疫系统的各种球蛋白的合成以及促进免疫细胞成熟、分化均起着重要作用，影响孩子机体的抵抗能力；身体缺乏维生素A，造成呼吸道上皮细胞纤毛减少、消失，腺体失去正常功能，溶菌酶和分泌的免疫抗体明显减少，屏障功能减退，会导致感染发生；钙摄入不足可致小儿佝偻病，导致抵抗力低下，易受病毒、细菌感染。低钙可导致呼吸道上皮细胞纤毛运动减弱，使呼吸道分泌物不易排出。

另外，很多家长习惯给孩子多穿，认为只有这样才不至于受凉。事实上，孩子新陈代谢快，如果穿得过多，孩子身体里的热量无法及时散发出去，容易出汗、长热疹，孩子出汗后如果遇到冷风，则很有可能感冒。

环境影响

孩子容易感冒，与周围环境不良也有直接的关系，例如有的家庭居室条件较差，阴暗潮湿；有的室内温度过高或太低；有的家庭喜欢终日将门窗紧闭，空气不流通；有的家庭成员嗜好吸烟，烟尘污染严重。环境不良、空气混浊，对呼吸道危害甚大，是诱发孩子感冒的重要原因。

缺乏室外锻炼

由于客观条件限制，或重视不够，不少孩子缺乏户外活动，如我国北方及寒冷季节时间较长的地区，孩子大部分时间待在室内，很少有机会在户外活动；有的家长溺爱孩子，将孩子成天关在空调房间内。这些孩子一旦受点凉，就无法适应，极易发生感冒。

为什么感冒冬春易发生

感冒一年四季均可发生，尤以冬春季节较为常见。为什么冬春季节更容易感冒？这与天气和人的生活习惯有关。

冬春季节，气温低、空气干燥，人体容易受寒邪的侵袭。同时，由于冬春季节气温低，很多人都不愿意外出活动，长时间待在室内，空气质量差，呼吸系统容易被细菌、病毒感染而出现炎症。另外，冬春时节，人进食多肥甘厚味，活动量少则容易生内热，一旦遇到寒邪，则会感冒。

🐾 感冒的四个阶段

中医认为，孩子感冒的发展有四个主要的阶段，分别为外寒、外寒里热、表里俱热、重返外寒。不同阶段孩子的主要症状也不同，如果父母能仔细辨别，在感冒发展之初采取正确的方式护理，则可抑制感冒的发展。

孩子感冒的第一阶段：外寒

"肺主皮毛"，寒邪一旦侵犯到肺，体表的肌肤会处于紧张抑制状态，人体立马会感觉到皮肤发冷、发紧、怕风，此时即使穿衣服，多盖被子，怕冷的情况也不会有明显的缓解。当孩子出现这种情况，则说明孩子受寒感冒进入了第一阶段。这一阶段有长有短，如果家长能在这个阶段帮孩子把寒邪祛除出去，那么孩子的感冒很快就会被控制住。

孩子感冒的第二阶段：外寒里热

当外寒侵入身体里的时候，会出现寒热错杂、外寒里热的情况，再逐步发展成纯粹的里热。也就是说，如果在感冒的第一阶段，没有及时控制病情的发展，外寒就会深入身体内部，与里面的正气激烈战斗，表现出热证，而体表的外寒依然存在，形成了一个"外寒里热"的状态，中医称其为"寒包火"。

刚感冒时，是第一个阶段，因为症状不明显，大家一般不会重视，所以，我们通常见到的感冒，大多已到了"外寒里热"这一阶段。

孩子感冒第三阶段：表里俱热

如果感冒的前两个阶段没有得到控制，那么，外邪就会进一步深入，从而出现明显的热症。此时病情就进入了第三个阶段，此阶段孩子怕冷的情况开始减少，身体会出现发热，总感觉只有喝些清凉的水才能解渴；咽喉会红肿、疼痛，尤其是咽部的症状比较明显；痰会变成黄色甚至绿色；咳嗽的声音非常剧烈，甚至在咳嗽的时候伴有胸部疼痛的情况。

孩子感冒的第四阶段：重返外寒

孩子顺利度过表里俱热阶段，各种剧烈的反应也消失时，很多家长认为孩子已经痊愈，于是疏于护理。其实不然。外邪从体内被清除了出去，但它们又会回到体表，重返外寒阶段，如果护理不当，则很可能导致感冒迁延难愈。这个阶段容易被家长忽略，因此，家长不要掉以轻心。

认清孩子属于哪种感冒

怕冷、流鼻涕、打喷嚏、鼻塞、发热、咳嗽、咽喉痛、乏力，是我们熟悉的感冒症状，但如果就医，医生会询问感冒的症状之后才会给药治疗。细心的家长可能发现，有时候医生会给清热解毒的药物，有时候会给解表散寒的药物，这是为什么呢？

感冒也有不同的类型，不同的症状也有其特点。在临床上，中医将小儿感冒分为风寒感冒、风热感冒、暑湿感冒、体虚感冒和时行感冒。家长可以根据孩子的具体表现辨别孩子属于哪种感冒，并采取相应的防治措施。

感冒常见类型及其表现

感冒类型	症状表现	症候分析
风寒感冒	恶寒，发热，无汗，头痛，鼻塞流涕，打喷嚏，咳嗽，喉痒，舌偏淡，苔薄白，脉浮紧	风寒外束，卫表不和。肌表为寒邪所束，经气不得宣畅，故发热无汗，恶寒头痛；风邪犯肺，肺气失宣，故喉痒，打喷嚏咳嗽；苔薄白，脉浮紧为风寒征象
风热感冒	发热重，恶风，有汗或无汗，头痛，鼻塞流脓涕，打喷嚏，咳嗽，痰黄黏，咽红或肿，口干而渴，舌质红，苔薄白或黄，脉浮数	风热外袭，肺卫不利。感受风热或寒从热化，腠理开泄，发热重而有汗出；风热上乘，肺气失宣故咳嗽流涕，痰黏，咽红或肿；热易伤津，口干而渴；舌红苔薄黄，脉浮数皆风热征象
暑湿感冒	发热无汗，头痛鼻塞，身重困倦，咳嗽不剧，胸闷泛恶，食欲不振，或有呕吐泄泻，舌质红，苔黄腻，脉数	暑邪夹湿，束表困脾。暑邪外袭，卫表失宣则见高热、无汗；湿遏肌表则身重困倦；暑湿困于中焦，故胸闷泛恶，食欲不振，或呕吐泄泻；舌红苔腻为暑湿之征象
体虚感冒	发热不高，反复发作，自汗，恶风，鼻塞，流清涕，肢软乏力，胃纳不香，或有咳嗽，舌淡嫩，苔薄白，脉细弱	体质弱，易反复。营虚卫弱，腠理不固，故自汗、恶风；邪少虚多，故发热不高，反复发作
时行感冒	全身症状较重，壮热嗜睡，汗出热不解，目赤咽红，肌肉酸痛，或有恶心呕吐，或见疹点散布，舌红苔黄，脉数	疫毒侵袭，火热燔炽。疫毒袭表，故壮热嗜睡，肌肉酸痛；上焦热炽，故目赤咽红；邪伏中焦故恶心呕吐；舌红苔黄、脉数均为热盛之象

🦠 远离感冒的认识误区

感冒属于常见的病症之一，大人、孩子一年四季都可能患上。在现实生活中，往往存在一些不易被察觉的误区，需要小心避免。下面我们罗列了四个常见的关于感冒的认识误区。

**误区一
感冒只是小毛病**

感冒虽然是小毛病，但也可引起一些并发症，且感冒流行时，发病人数很多，所以不容忽视。如果不及时治疗，病毒感染向附近器官蔓延，则会引起其他的疾病，较常见的是感染向鼻腔周围的鼻窦蔓延时即患鼻窦炎(也叫副鼻窦炎)，病人会感到头痛和鼻塞加重，并且有黄色稠鼻涕，面部和鼻根部有时一压即感到疼痛，在感冒发生后10天仍有这些表现即患了鼻窦炎。

**误区二
着凉，所以感冒**

很多人在着凉后会感冒，但着凉并不是引起感冒的根本原因。基于多数研究结果，很多现代病毒学教科书认为寒冷和感冒不存在因果关系。至于为什么感冒会表现出和季节有关，常见的解释是，低温环境下，人们会更多地集中在室内，通风条件也很差，让病毒更容易传播。另外，冬天空气湿度比夏天相对要低，而很多感冒病毒在低湿度的环境下生存得更久。

**误区三
发汗有助于治疗感冒**

中医认为，发汗适用于表证，"有一分恶寒便有一分表证"。寒使阳气闭塞于内，阳气想恢复，但是遇到阻力，便可通过发汗来去除这些阻力，让阳气重现伸张。

因此，感冒期间有怕冷的感觉，就可以考虑"发汗"来治疗感冒。如果发热不怕冷，是禁止发汗的，否则只会增重病情，使热势更高。

**误区四
感冒后早吃药早好**

普通感冒有自限性，通常7～12天后自然会好，因此，不需要专门治疗。如果服用针对普通感冒的药物，则只能缓解鼻塞、发热的症状。普通感冒的病原体几乎都是病毒，而且只有0.5%～2%的普通感冒可能继发细菌感染，所以，如果患上感冒，在绝大多数情况下，对抗细菌的抗生素是派不上用场的。如果继发细菌感染，再遵医嘱服用抗生素，否则不仅对治疗感冒无益，还会额外担负抗生素的不良反应风险。

病情较轻时照常饮食

孩子患感冒后，从起病到痊愈，有一个过程。有的孩子可能免疫力强或家长护理得当，在感冒发生之初期，感冒的发展就已经被控制住，病情表现较轻。护理这样的孩子，家长只为孩子准备普通饮食即可。

多吃新鲜水果、蔬菜

新鲜水果、蔬菜不仅富含多种维生素、矿物质，还含有较丰富的水分。孩子感冒期间适量补充维生素 C，不仅可以增强身体抗病毒能力，还有助于增强免疫力；补充维生素 A，则有助于呼吸道黏膜的修复，缓解感冒的不适症状。

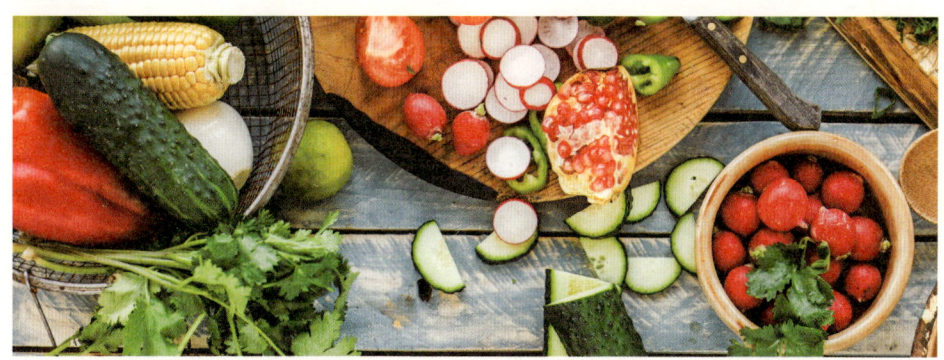

饮食宜清淡，多吃易消化的食物

孩子感冒期间，胃口变差的同时，消化系统功能也减弱，患病期间的饮食应以清淡为主。家长可以给孩子准备一些易消化且营养丰富的食物或黄绿色蔬菜，如豆腐、鱼、鸡蛋、酸奶、胡萝卜等，有助于增强抵抗力。

在生病期间，人体一般都更偏爱流食，因此，可以根据孩子的身体状况和喜好选择食物。未开始添加辅食的小宝宝尽可能多喝奶；辅食添加阶段的宝宝除了增加喝奶，还可以适当增加白开水和米粥等的摄入；大一些的孩子除了以上这些，还可以适当多喝些清淡的汤、粥等。

感冒类型不同，食疗有异

风寒型感冒患儿宜选用具有发散风寒、辛温解表的食材或中药材，如葱白、苏叶、豆豉、荆芥、防风、杏仁等；风热型感冒患儿宜选用清热利烟、辛凉解表的食材或中药材，如金银花、菊花、连翘、薄荷、牛蒡；暑热型感冒患儿宜选用解暑清热、化湿和中的食材或中药材，如香薷、金银花、连翘、藿香、厚朴等；时行感冒患儿应选用具有抗炎、抗菌功效的食材或中药材，辅以清热、生津作用的食材或中药材，如银花、连翘、荆芥、黄芩、板蓝根、薄荷等。

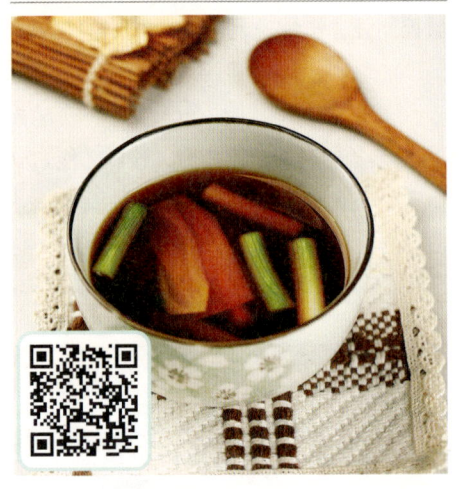

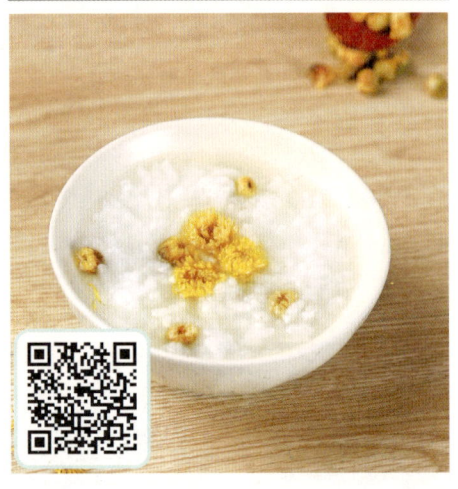

葱白炖姜汤

食材：姜片 10 克，葱白 20 克

调料：红糖少许

制作步骤：

1. 砂锅中注入适量清水烧热。
2. 倒入备好的姜片、葱白，拌匀。
3. 盖上盖，烧开后用小火煮约20分钟至熟。
4. 揭开盖，放入红糖，搅拌匀。
5. 关火后盛出煮好的姜汤即可。

菊花粥

食材：大米 200 克，菊花 7 克

制作步骤：

1. 砂锅中注入适量清水，用大火烧热。
2. 倒入洗净的大米，搅匀。
3. 盖上锅盖，烧开后转小火煮 40 分钟。
4. 揭开锅盖，倒入备好的菊花。
5. 略煮一会儿，搅拌均匀。
6. 关火后将煮好的粥盛出，装入碗中即可。

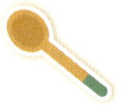

让孩子多休息

感冒期间好好休息，减少消耗，才能增强机体抵抗力以利康复。充足的睡眠有利于下丘脑等神经内分泌器官的功能稳定，从而有助于提高机体的免疫功能，进而促进身体的恢复。

部分家长认为，感冒期间加强运动锻炼，促进身体的新陈代谢，也有助于感冒的恢复，但要注意，运动锻炼应把握适度原则，不可使孩子的身体过于疲劳，这样才能达到增强体质的效果。

让孩子背部暖起来

中医认为，人的后背属阳，"阳脉之海"的督脉从后背的正中通过，足太阳膀胱经从督脉的两侧通过。所以，当寒邪侵犯的时候，如果让孩子的后背暖起来，一身的阳气就会强盛，这样就可以很好地抵御外寒。

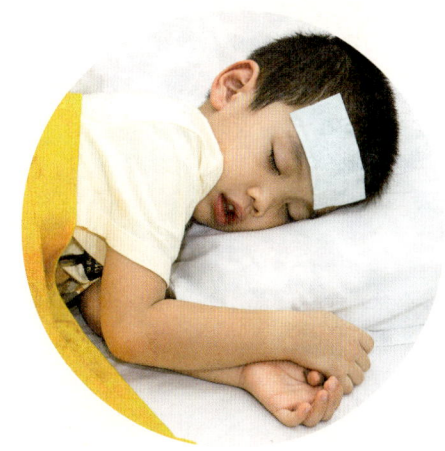

家长可以使用热水袋暖背、电吹风暖背等方法，帮助孩子驱散外寒。

治感冒的中药不宜久煎

治疗感冒的中药称为解表剂，分为辛温解表和辛凉解表两大类。解表药多为辛散轻扬药物，其有效成分多为挥发性物质，可随水蒸气挥发，而且煎煮时间越长，有效成分挥发得越多。因此，治疗感冒的中药在煎煮时加水要少，应武火急煎数沸，香气大出即可，煎煮时间不要过长，以免药性耗散，作用减弱。

胃肠型感冒，用藿香正气散疗效好

肠胃型感冒既有感冒的症状，又有消化道的表现。中医认为，肠胃型感冒是暑湿之邪同时进入体内，郁阻中焦脾胃引起。因此，治疗肠胃型感冒的关键在于驱逐体内的暑湿之邪。

千年古方"藿香正气散"，出自宋代《太平惠民和剂局方》，由藿香、苏叶、茯苓、白芷等药物组成，有解表化湿，理气和中之功。现代药理研究证实，藿香正气散有解痉、镇痛、推进胃肠蠕动、镇吐、增强细胞免疫、抑菌抗菌等作用。因此，可以用藿香正气散治疗肠胃型感冒。

藿香正气散有很多的剂型，如藿香正气水、藿香正气软胶囊、藿香正气颗粒等。不同剂型各有其优缺点，一般推荐给孩子使用藿香正气滴丸。

不能给孩子喂成人感冒药

孩子不是成人的简单"缩影"，用药区别不仅体现在用药剂量不同的层面上。同样的药物，用在孩子和成人身上区别很大。儿童肝、肾等脏器发育不完善，解毒排泄功能弱，如果使用成人药物则易导致药物在体内蓄积，引发不良反应，甚至中毒，而儿童专用感冒药毒性相对较低，危险相对较小。建议家长为孩子选择儿童专用感冒药，如果孩子感冒过于频繁，应及时就诊。

给拒绝吃药的孩子熏鼻

中医认为，肺开窍于鼻。如果孩子孩子受寒，做好鼻子的护理，也可以起到发散和治疗感冒的作用。很多孩子不愿意吃药，家长可以在熬治疗感冒的中药时，等药气一出来，让孩子保持一段安全距离去闻这个蒸汽，借药气来调理身体。

取苏叶、白芷、荆芥各6克和葱白1段，放入锅中，加水，大火煮开后再煮两三分钟，药香大出关火，把药水倒入碗中，然后让孩子将鼻子贴近碗的上方。当熏蒸到微微出汗之际，即可停止。剩下的药汁，可以兑入温水用来泡脚。

注意，此方法只适合寒邪尚未化热的阶段。如果鼻涕痰变黄、咽喉肿痛、舌红、口干、高热等情况出现，则为热证，不适合用这个方法。

给鼻塞的孩子通鼻

鼻塞，是孩子感冒的常见症状之一。鼻塞会影响孩子的呼吸通畅，继而影响孩子睡眠。另外，对于婴幼儿来说，他的咽鼓管尚未发育成熟，鼻咽部细菌及分泌物容易经过此管进入中耳鼓室而引起中耳炎。当孩子鼻塞或者鼻涕流不止时，家长应注意保持孩子鼻腔的畅通。

如果孩子鼻塞，可以将沸水倒入杯中，待水温降至60℃左右，让孩子口鼻对着杯口，持续吸入蒸汽。或是在浴室里制造水蒸气，让孩子去浴室里待一会儿。

如果孩子鼻腔中的分泌物过多，父母就需要考虑将生理盐水滴鼻剂滴入孩子鼻腔中，以软化分泌物，并使用吸鼻器帮助吸除鼻腔中的黏液。

如果孩子的鼻塞症状过重，上述处理方法都无法缓解孩子鼻塞，那么父母就要考虑遵医嘱使用喷鼻药了。

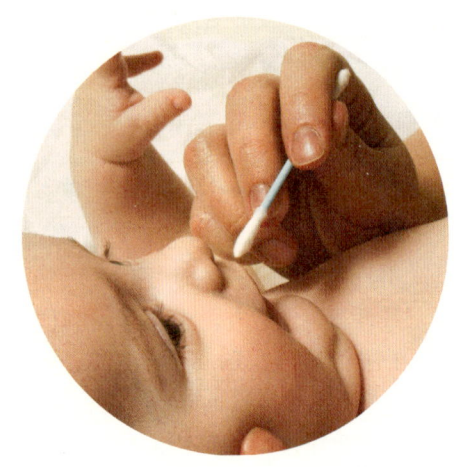

🌸 经络养护，缓解孩子的不适

感冒，对很多孩子来说是"家常便饭"，而如今越来越多的父母选择一些物理方式，帮孩子改善不适症状。经络疗法便是很多父母推崇的方式之一。孩子感冒，家长可以选择以下穴位，针对性地使用按摩、艾灸或刮痧疗法。

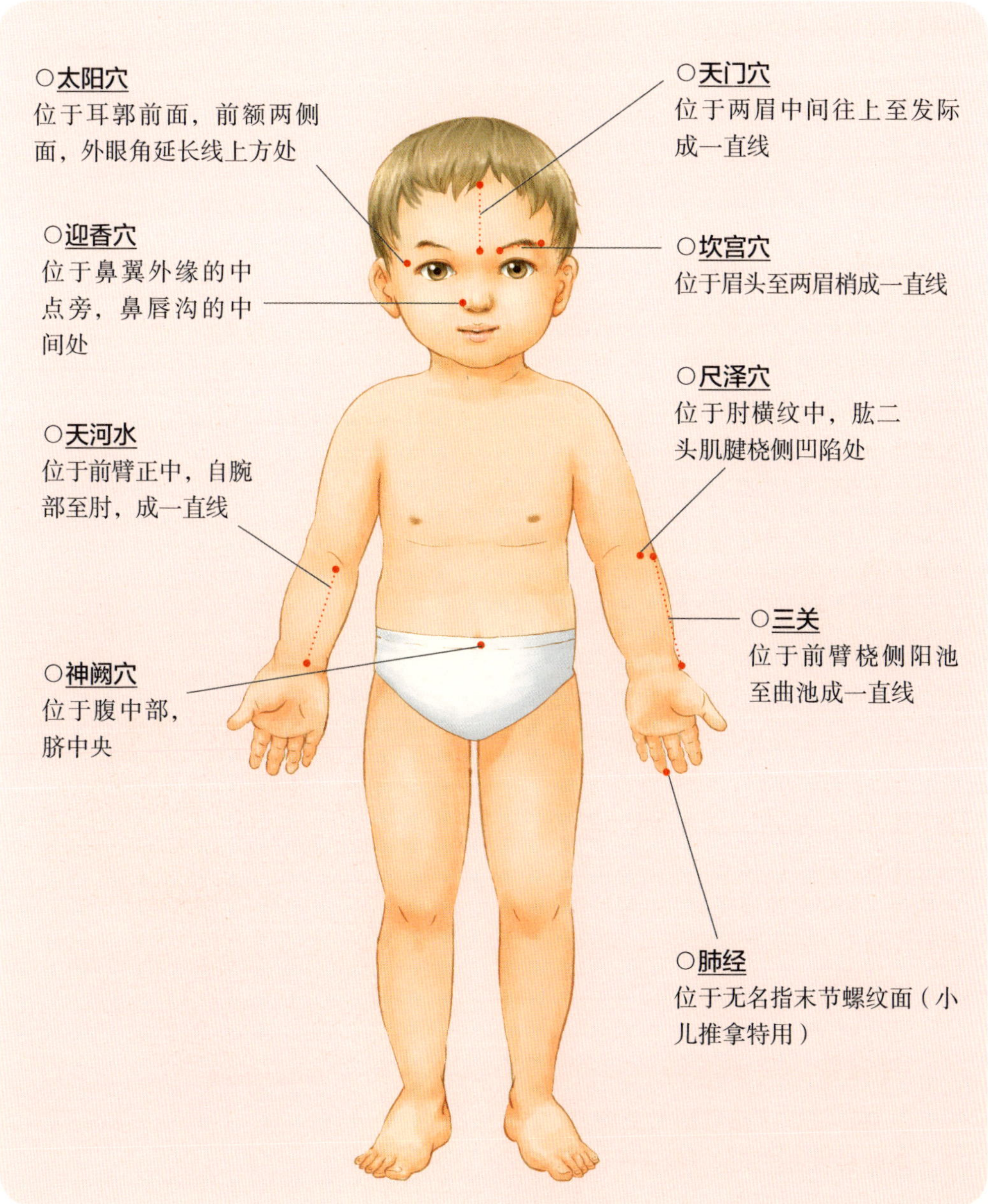

○**太阳穴**
位于耳郭前面，前额两侧面，外眼角延长线上方处

○**迎香穴**
位于鼻翼外缘的中点旁，鼻唇沟的中间处

○**天河水**
位于前臂正中，自腕部至肘，成一直线

○**神阙穴**
位于腹中部，脐中央

○**天门穴**
位于两眉中间往上至发际成一直线

○**坎宫穴**
位于眉头至两眉梢成一直线

○**尺泽穴**
位于肘横纹中，肱二头肌腱桡侧凹陷处

○**三关**
位于前臂桡侧阳池至曲池成一直线

○**肺经**
位于无名指末节螺纹面（小儿推拿特用）

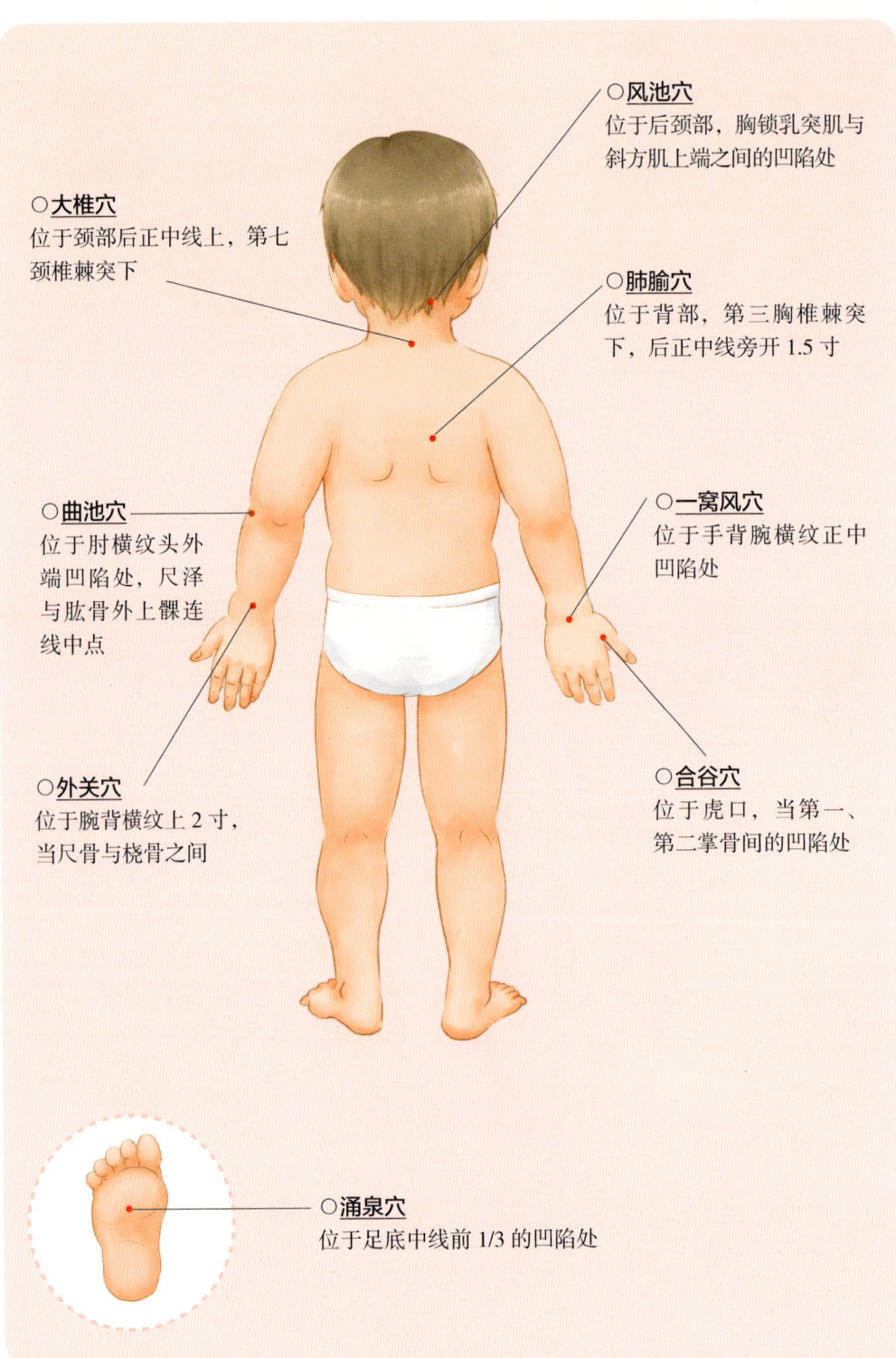

○风池穴
位于后颈部，胸锁乳突肌与斜方肌上端之间的凹陷处

○大椎穴
位于颈部后正中线上，第七颈椎棘突下

○肺腧穴
位于背部，第三胸椎棘突下，后正中线旁开 1.5 寸

○曲池穴
位于肘横纹头外端凹陷处，尺泽与肱骨外上髁连线中点

○一窝风穴
位于手背腕横纹正中凹陷处

○外关穴
位于腕背横纹上 2 寸，当尺骨与桡骨之间

○合谷穴
位于虎口，当第一、第二掌骨间的凹陷处

○涌泉穴
位于足底中线前 1/3 的凹陷处

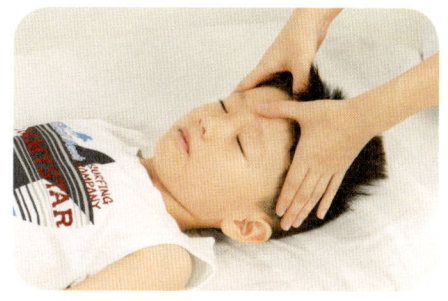

① 患儿仰卧，家长用双手拇指交替推摩患儿天门穴 1 ~ 2 分钟。

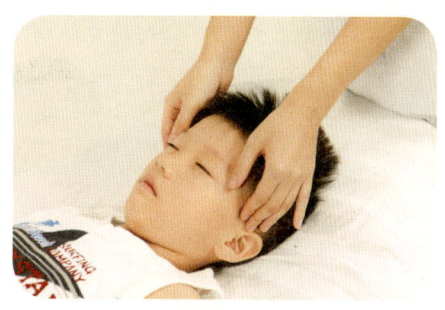

② 家长用双手拇指从眉心推至眉梢，推摩坎宫穴 30 ~ 50 次。

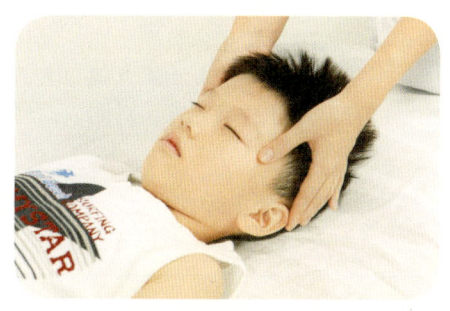

③ 家长用拇指点揉患儿太阳穴 1 ~ 2 分钟，用同样的方法按迎香穴 1 ~ 2 分钟。

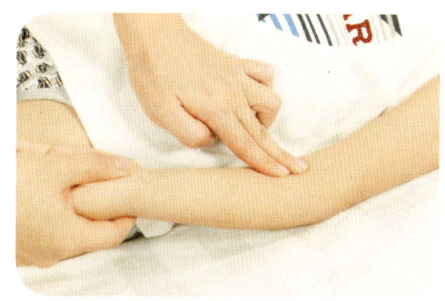

④ 家长一手握患儿手臂，一手食指和中指并拢，用指腹推摩患儿天河水 1 ~ 2 分钟。对侧用同样的方法操作。

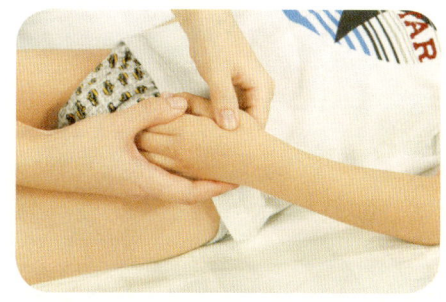

⑤ 家长双手托住患儿手掌，用双手拇指点按一窝风穴 30 ~ 50 次，再用同样的方法按合谷穴 30 ~ 50 次。

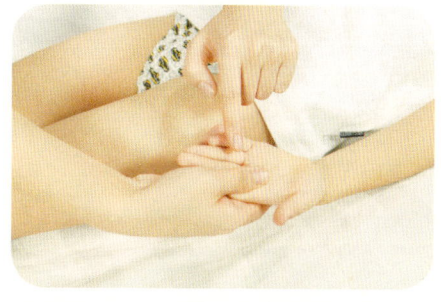

⑥ 家长一手食指和中指并拢，用指腹推摩三关 30 ~ 50 次，对侧以同样的方法操作。再用食指指腹轻推肺经 30 ~ 50 次，对侧以同样方法操作。

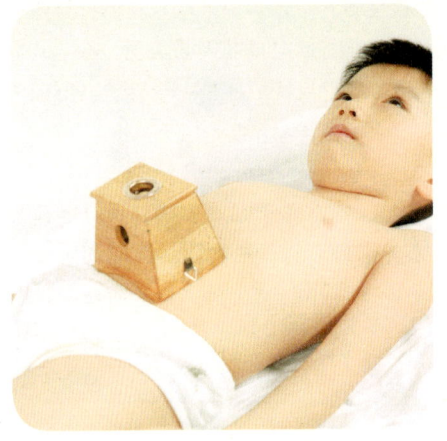

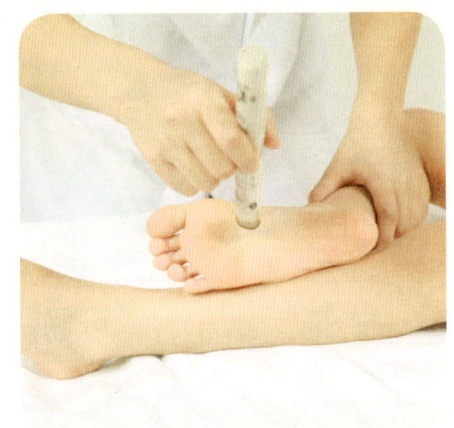

① 家长取5厘米艾灸条一段，固定于艾灸盒上，点燃艾条一端。患儿取仰卧位，家长将艾灸盒放于神阙穴上灸治，以穴位上皮肤潮红为度。

② 家长取一根艾条，点燃一端，家长用艾条温和灸法灸治患儿涌泉穴，以有温热舒适感为宜。对侧以同样的方法操作。

刮痧疗法

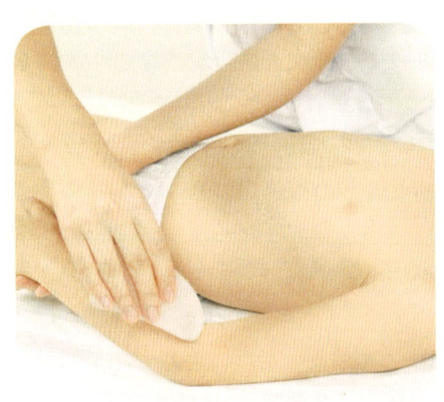

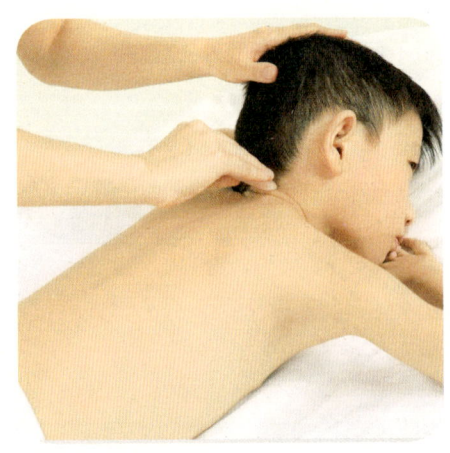

① 患儿取仰卧位，家长用角刮法从上往下刮拭同侧曲池穴、尺泽穴，再刮拭外关穴和合谷穴。对侧以同样的方法操作。

② 患儿俯卧，家长用角刮法从后头部风池穴直下刮3寸，中间不要停顿、用力不要过重。再刮大椎穴和肺腧穴，用力宜轻。

孩子发热，先辨病

孩子由于生理功能发育不成熟，容易受外部邪气的入侵，当邪气侵入身体，身体与之斗争，则会引起体温升高，所以，孩子发热实际上是身体对抗邪气的表现。除了外邪外，内伤也是引起孩子发热的原因。发热本身并不是一种疾病，而是一个症状，所以，家长想帮孩子退热，要明确引起孩子发热的原因，才能做到对症调养。

外感发热，以清热为原则

外感发热，古代常名之为"发热""寒热""壮热"等，是指六淫之邪或温热疫毒入侵人体，人体正气与之相搏，正邪交争于体内，则引起脏腑气机紊乱、阴阳失调、阳气亢奋，发生阳气偏盛的病理性改变，使人体出现病理性体温升高，伴有恶寒、面赤、烦躁、脉数等为主要临床表现的一类外感病症。

病因病机

外感发热的主要因素有两个，一是六淫，二是疫毒。

外感六淫由于气候反常，或人体调摄不慎，风、寒、暑、湿、燥、火乘虚侵袭人体而发为外感热病。六淫之中，以火热暑湿致外感发热为主要病邪，风寒燥邪亦能致外感发热，但它们常有一个化热的病理过程。六淫间可以单独致病，亦可以两种以上病邪兼夹致病，如风寒、风热、湿热、风湿热等。

疫毒又称戾气、异气，为一种特殊的病邪，致病力强，具有较强的季节性和传染性。疫疠之毒，其性猛烈，一旦感受疫毒，则起病急骤，传变迅速，卫表症状短暂，较快出现高热。

治疗原则

"热者寒之"，外感发热以清热为治疗原则，根据病邪性质、病变脏腑、影响气血津液的不同，又有清热解毒、清热利湿、通腑泻下、清泻脏腑、养阴益气等治法，以达清除邪热、调和脏腑之目标。

清热解毒 这是治疗外感发热的主要方法，可应用于外感发热的各个阶段，通常选用具有解毒作用的清热药物。

清热利湿 选用苦寒清热药与清利小便等药配伍，达到湿去热清的目的，常用于湿热病邪引起的脾胃、肝胆、肠道、膀胱等处的外感发热病。

通腑泻下 采用泻下与清热相结合的一种方法，适用于热积胃肠、阳明腑实证。

清泻脏腑 利用药物的归经，选用对相应脏腑有清热作用的方药。

养阴益气 因本法不能直接祛外邪除实热，因此常与清热解毒、清营凉血等其他清热法配合应用于外感发热，以达到扶正祛邪的目的。主要适用于热病中有阴伤气耗者，外感热病后期应用较多，在热势炽盛时亦有配伍应用者，如白虎加人参汤、增液承气汤即是其例。

🌸 内伤发热，宜调气血阴阳

内伤发热是与外感发热相对应的一类发热，以内伤为病因，脏腑功能失调、气血水湿郁遏或气血阴阳亏虚为基本病机，以发热为主要临床表现的病症。一般起病较缓，病程较长。临床上多表现为低热，但有时可以是高热。

病因病机

内伤发热，可见于多种疾病中，临床比较多见。内伤发热病机比较复杂，可由一种也可由多种病因同时引起发热。常见的病因有以下七种：

肝经郁热 情志抑郁，肝气不能条达，气郁化火而发热；或因恼怒过度，肝火内盛，以致发热。

瘀血阻滞 由于情志、劳倦、外伤等原因导致气血运行不畅，因而引起发热，此为瘀血发热的主要病机。此外，瘀血发热也与血虚失养有关。

内湿停聚 由于饮食失调、忧思气结等使脾胃受损、运化失职，以致湿邪内生，郁而化热，进而引起内伤发热。

中气不足 由于劳倦过度，饮食失调，或久病失于调理，以致中气不足，阴火内生而引起发热。

血虚失养 由于久病心肝血虚，或脾虚不能生血，或长期慢性失血，以致血虚失于濡养。血本属阴，阴血不足，无以敛阳而引起发热。

阴精亏虚 由于素体阴虚，或热病日久，耗伤阴液，或误用、过用温燥药物等，导致阴精亏虚，阴衰则阳盛，水不制火，阳气偏盛而引起发热。

阳气虚衰 由于寒证日久，或久病气虚，气损及阳，或脾肾阳气亏虚，以致火不归原，盛阳外浮而引起发热。

上述七种内伤发热，大体可归纳为虚、实两类。由肝经郁热、瘀血阻滞及内湿停聚所致者属实，其基本病机为气、血、水等郁结壅遏化热而引起发热；由中气不足、血虚失养、阴精亏虚及阳气虚衰所致者属虚，因气属阳的范畴，血属阴的范畴，此类发热均由阴阳失衡所导致。

治疗原则

实火宜清，虚火宜补，并应根据症候、病机的不同而分别采用有针对性的治法。在调理过程中，切不可一见发热，便用发散解表及苦寒泻火之剂。内伤发热，若发散易于耗气伤阴，苦寒则易伤败脾胃以及化燥伤阴，而使病情缠绵或加重。

一般而言，属实者，宜以解郁、活血、除湿为主，适当配伍清热；属虚者，则应益气、养血、滋阴、温阳，除阴虚发热可适当配伍清退虚热的药物外，其余均应以补为主；对虚实夹杂者，则宜兼顾之，正如《景岳全书·火证》所说："实火宜泻，虚火宜补，固其法也。然虚中有实者，治宜以补为主，而不得不兼乎清……若实中有虚者，治宜以清为主而酌兼乎补。"

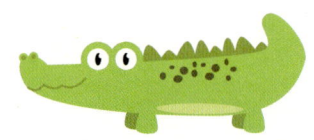

注意水分的补充

孩子发热时，由于体温偏高，再加上出汗增多，体内往往会流失很多水分。多喝水，可以有效弥补体内流失的水分，多生成的尿液和汗液也可以带走大量的热，帮助患儿降温。

给孩子喂水应注意少量多次，经常性地让孩子喝一定量的水，而不是一次性让孩子多喝。孩子的饮水应以白开水为主，且建议家长们根据孩子的体重进行补水。一般来说，只要不超过体重的15%就可以了。

不强迫进食

有些孩子发热时，家长往往认为发热消耗营养，即使孩子胃口不好，也会想方设法让孩子进食，有的还拼命给孩子吃高营养食物。其实，这种做法只会适得其反，不仅不能促进食欲，而且还影响孩子的心情，甚至引起呕吐、腹泻等，使病情加重。

发热过后需补充优质蛋白质

孩子发热期间，不宜给孩子进食高蛋白的食物，以免加重孩子身体负担，增加内热。然而，当孩子发热期过去后，家长则需要酌情给孩子适量补充优质蛋白质，以补充孩子身体能量的消耗。家长可以为孩子准备一些清淡稀软的食物，如鱼汤、瘦肉汤、蛋羹、牛奶粥等。

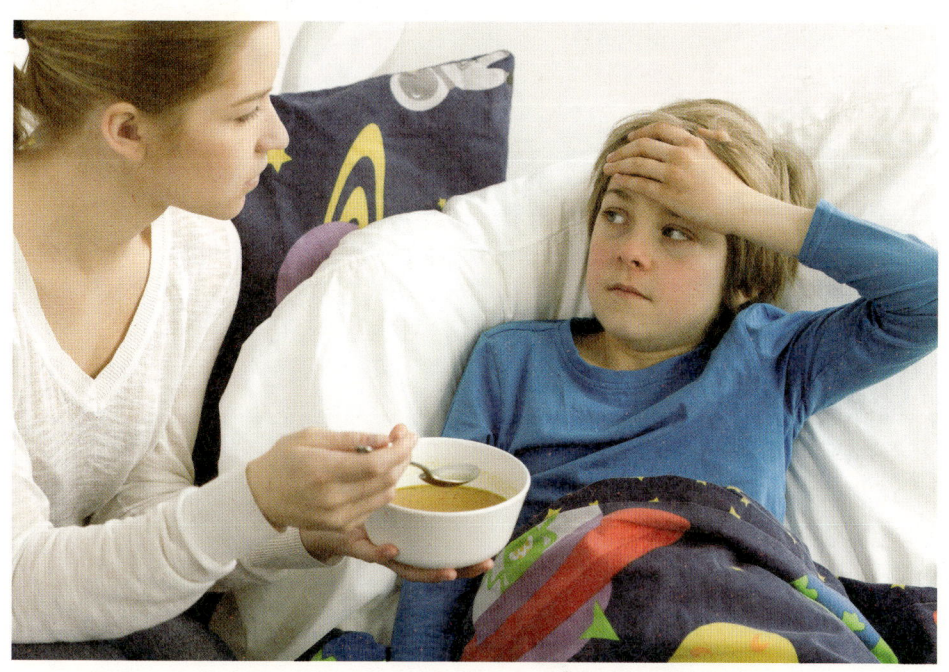

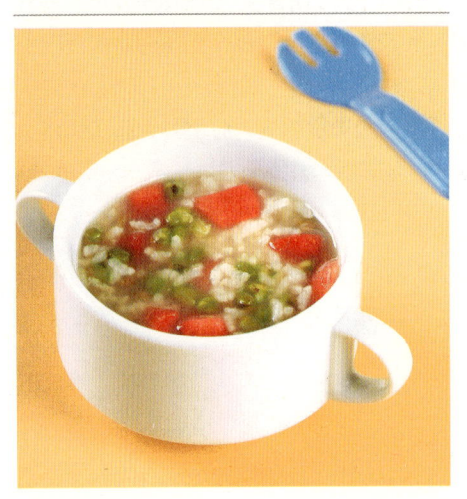

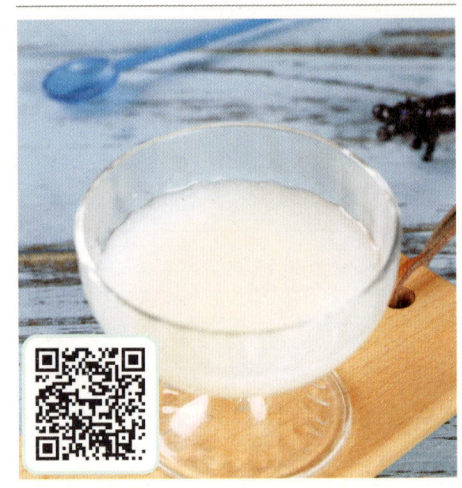

西瓜绿豆粥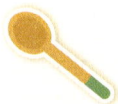

食材：水发大米 95 克，水发绿豆 45 克，西瓜肉 80 克

调料：白糖适量

制作步骤：

1. 西瓜肉切薄片，再切条，改切成小块。
2. 砂锅中注入适量清水烧开，倒入洗好的大米，搅拌匀。
3. 放入洗净的绿豆，搅拌均匀。
4. 盖上盖，烧开后用小火煮约 30 分钟至食材熟透。
5. 揭盖，加入少许白糖，拌匀，煮至溶化。
6. 倒入西瓜块，快速搅拌均匀。
7. 关火后盛出煮好的粥，装入碗中即可。

藕粉糊

食材：藕粉 120 克

制作步骤：

1. 将藕粉倒入碗中，倒入少许清水。
2. 搅拌匀，调成藕粉汁，待用。
3. 砂锅中注入适量清水烧开。
4. 倒入调好的藕粉汁，边倒边搅拌，至其呈糊状。
5. 用中火略煮片刻。
6. 关火后盛出煮好的藕粉糊即可。

🌸 体温 38.5℃以下，先物理降温

发热是人体的自我保护机制之一，对于大多数 3 个月以上的孩子而言，发热本身并不危险。作为家长，需要做的是定时测量孩子的体温，并详细记录，同时细心观察孩子的身体反应，做好退热护理。如果孩子腋下温度在 38.5℃以下，表现出来的精神状态良好，进食、活动也没有受到很大的影响，没有必要使用药物退热，可以先为孩子物理降温试试。温水擦浴、温湿敷是常用的物理降温方法，家长可以参考。

温水擦浴

温水擦浴是利用温水接触皮肤，通过蒸发、传导作用增加机体散热，达到降温目的的一种物理退热方式。在给孩子擦浴前，家长可先将室温调至 26℃；准备一盆 32 ~ 34℃的温水；将冰袋置于孩子头部，以防擦浴时表皮血管收缩、头部充血；将热水袋置于足底，避免患儿寒战及不适。

做好上述准备工作后，解开孩子的衣物，将小毛巾浸湿后拧至半干，缠于手上，以离心方向分别拍拭孩子的上肢、下肢、背部。每侧肢体或背部擦浴时间 3 分钟，全过程不超过 20 分钟。擦拭过程中，禁止擦胸前区、腹部、后颈、足心。拍拭后，用浴巾擦干孩子的皮肤，撤去热水袋，协助患儿取舒适体位。半小时后，为患儿复测体温，若体温降至 38.5℃ 以下，取下头部冰袋。

温湿敷

温湿敷指的是用温热毛巾敷于身体部分部位（通常是额头），可致皮肤血管扩张，利于体内热量散出的一种物理退热方式。具体操作为：准备好 30℃左右的温水，将毛巾打湿，拧至半干后叠好，放在孩子的额头上。隔 10 ~ 15 分钟换一次毛巾。

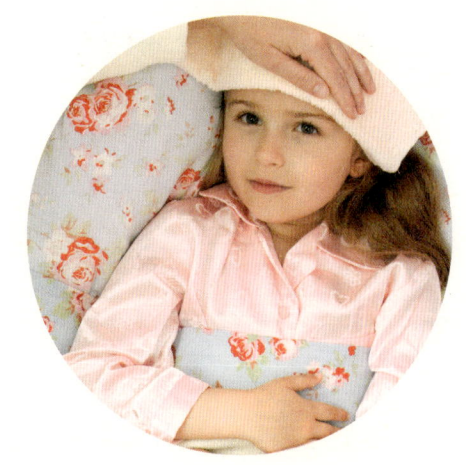

温馨提示

不要给孩子用酒精擦浴。因为酒精蒸发过程中会带走皮肤表面的热量，使皮肤收缩出现寒战反应，更不利于体内热量散发。而且，孩子的皮肤很娇嫩，而酒精刺激可能造成皮肤过敏，甚至发生酒精中毒。

🐾 体温 38.5℃以上，需用退热药或就医

如果经过物理降温，孩子体温仍然无法降低，或体温连续 3 天超过 38.5℃，则需要使用退热药。常用的退热药是美林或布洛芬，具体用量应在医师的指导下使用，家长切不可自行用药。

退热药的起效需要一个过程，一般在半小时到 2 小时之间。服药后要注意观察体温和患儿的表现，不要急着加药或换药，以免引起药物过量。很多人为了快速降温，不到间隔时间马上又服同种药，或者同时服用其他的退热药，这样做容易造成退热药蓄积，损伤肝肾。

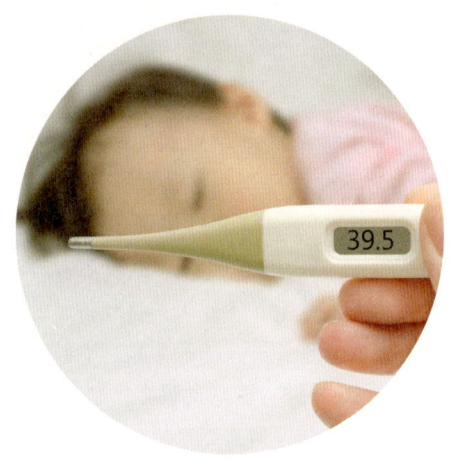

当体温降到 38.5℃以下时，机体的免疫保护机制得到恢复，可通过物理降温措施调节。此时可以停药，以减少药物对孩子身体的损伤。

如果用药 3 次无效，请及时就医。如果不能明确引起孩子发热的原因，也应及时就医，以免延误治疗时机。

🐾 孩子反复发热，父母应该这样做

提及发热，很多家长首先想到的都是感冒，因此很多时候都会当作感冒来处理。事实上，除了感冒外，还有很多疾病会导致孩子发热，如果处理不当，则易致孩子病情反复。

孩子反复发热，父母应综合孩子的其他症状表现，在专业医生的指导下，找出让孩子发热的根本原因，然后再对症调理。例如，孩子是因为积食引起的发热，则应该先消食去积，孩子发热症状也会随之消失。

🐾 发热期间不宜捂，以防高热惊厥

孩子心脏力量较弱，每次心脏搏动到达手脚末端的血液少，平日会出现手脚偏凉于身体的现象。发热时，身体会动用更多的血液到体内重要脏器，导致手脚越发偏凉。如果盲目使用捂的方式给孩子发汗降温，反而会使孩子体温短时间内急剧上升，甚至可以引起高热惊厥、脱水等。因此，家长在小儿发热时，最好不要"捂"，相反，还应给孩子换上轻薄、透气、宽松的衣服，以帮助散热。

经络养护，缓解孩子的不适

中医治疗时，经常会采用经络疗法来治疗小儿外感发热。通过推拿小儿机体自身具有明显退热疗效相关穴(部)位，补虚泻实，刺激经络的传导、感应作用，充分发挥机体的自然修复能力，从而触发机体自身体温调节机制，调整脏腑功能、祛邪扶正、调节阴阳，而起到清热解表、发散外邪的功效。

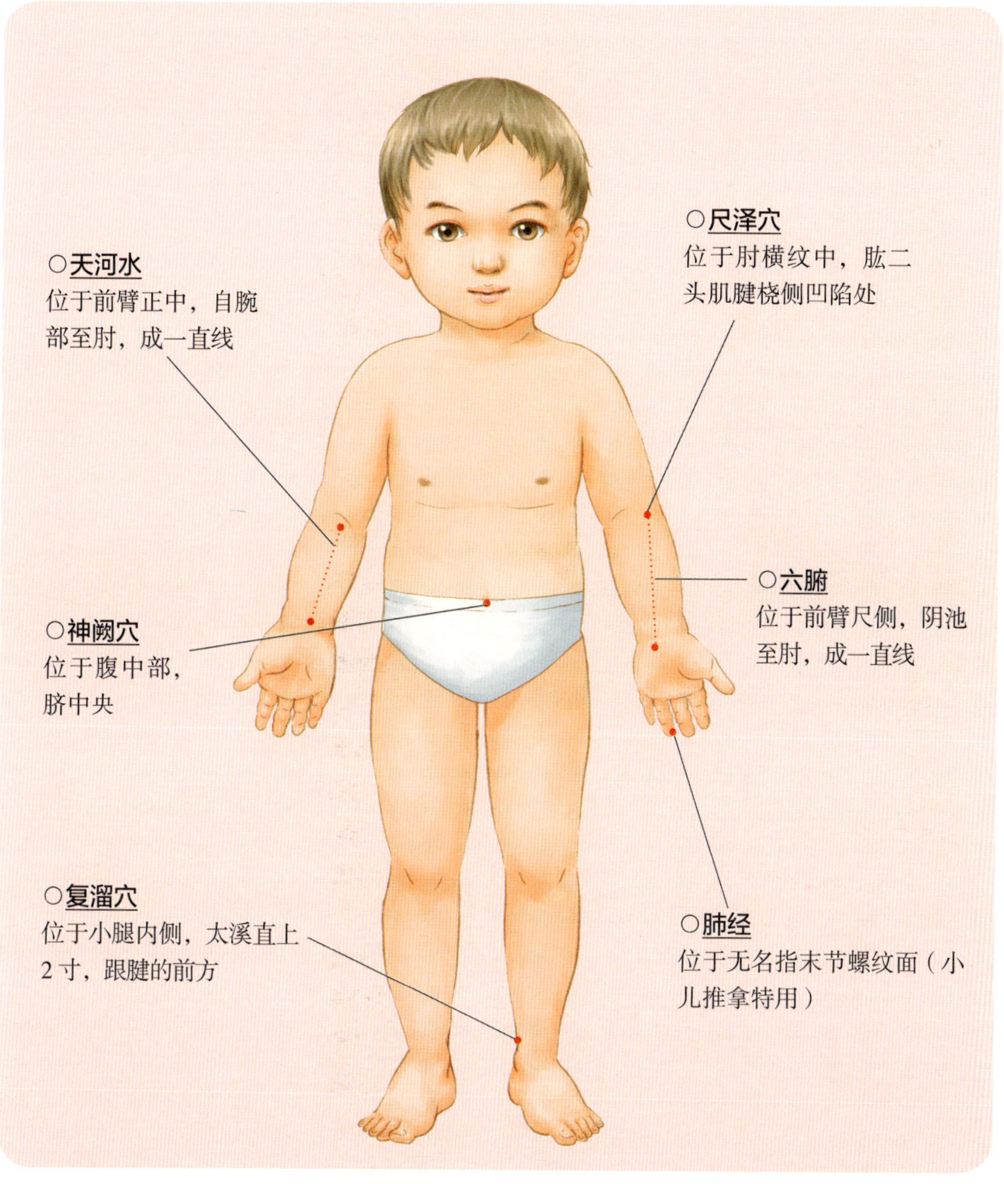

○天河水
位于前臂正中，自腕部至肘，成一直线

○神阙穴
位于腹中部，脐中央

○复溜穴
位于小腿内侧，太溪直上2寸，跟腱的前方

○尺泽穴
位于肘横纹中，肱二头肌腱桡侧凹陷处

○六腑
位于前臂尺侧，阴池至肘，成一直线

○肺经
位于无名指末节螺纹面（小儿推拿特用）

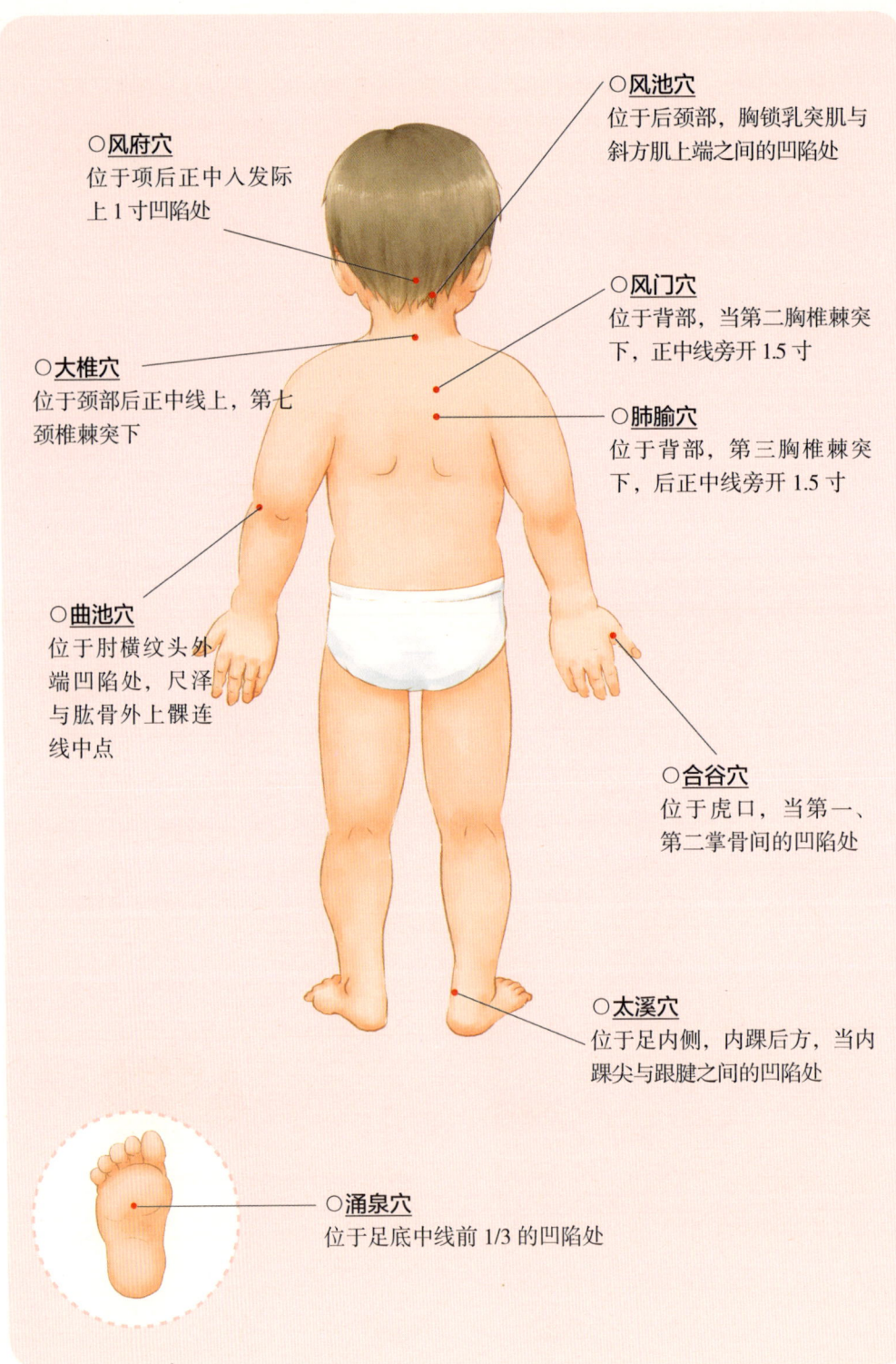

○风池穴
位于后颈部，胸锁乳突肌与
斜方肌上端之间的凹陷处

○风府穴
位于项后正中入发际
上1寸凹陷处

○风门穴
位于背部，当第二胸椎棘突
下，正中线旁开1.5寸

○大椎穴
位于颈部后正中线上，第七
颈椎棘突下

○肺腧穴
位于背部，第三胸椎棘突
下，后正中线旁开1.5寸

○曲池穴
位于肘横纹头外
端凹陷处，尺泽
与肱骨外上髁连
线中点

○合谷穴
位于虎口，当第一、
第二掌骨间的凹陷处

○太溪穴
位于足内侧，内踝后方，当内
踝尖与跟腱之间的凹陷处

○涌泉穴
位于足底中线前1/3的凹陷处

按摩疗法

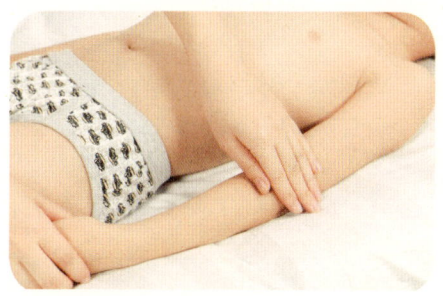

① 患儿仰卧，家长双手对掌搓热掌心，手掌呈真空状，有节奏地拍打曲池穴和尺泽穴 30 ~ 50 次，以皮肤发红发热为度。对侧以同样的方法操作。

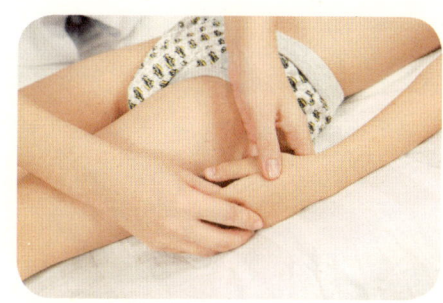

② 家长用拇指指腹点揉合谷穴 1 ~ 2 分钟。对侧以同样的方法操作。

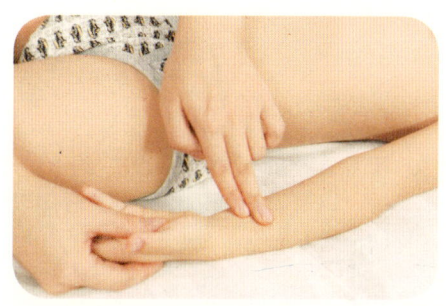

③ 家长一手固定患儿手掌，一手食指和中指并拢，用指腹自下而上推磨天河水 30 ~ 50 次，以皮肤发红发热为度。对侧以同样的方法操作。

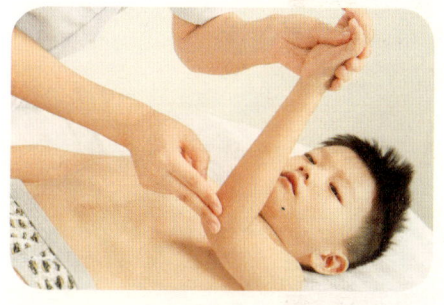

④ 家长一手固定患儿手掌，一手食指和中指并拢，用指腹自上而下推磨六腑 30 ~ 50 次，以皮肤发红发热为度。对侧以同样的方法操作。

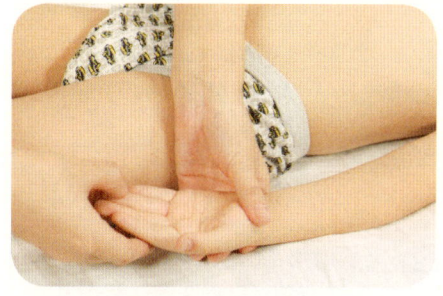

⑤ 家长用拇指指腹推磨肺经 1 ~ 2 分钟。对侧以同样的方法操作。

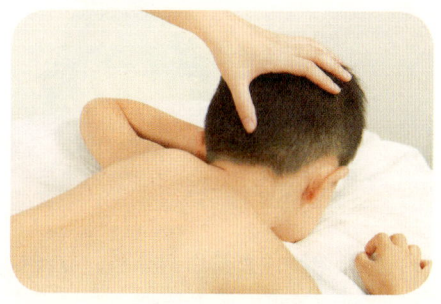

⑥ 患儿转为俯卧位，家长用拇指指腹点揉风池穴、风府穴、风门穴各 1 ~ 2 分钟。

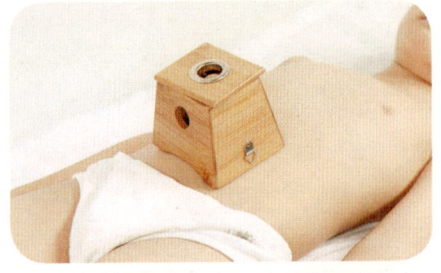

① 家长取约5厘米长的艾条，固定于艾灸盒顶盖上，点燃艾条的一端，放于艾灸盒内。将艾灸盒放于神阙穴上灸治约10分钟，以皮肤潮红为度。

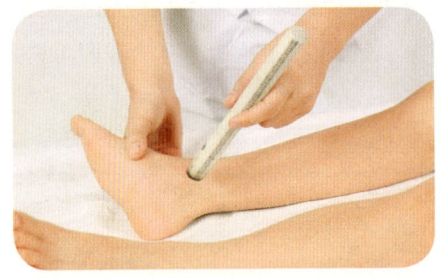

② 家长将艾条点燃，用艾条温和灸法灸治太溪穴约10分钟，以有温热舒适感为宜。对侧以同样的方法操作。

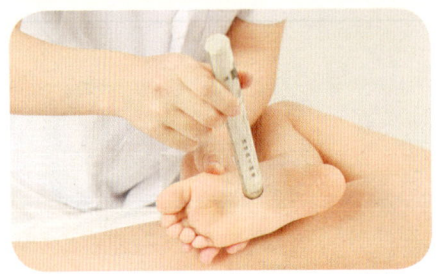

③ 用艾条温和灸法灸治涌泉穴约10分钟，以有温热舒适感为宜。对侧以同样的方法操作。

刮痧疗法

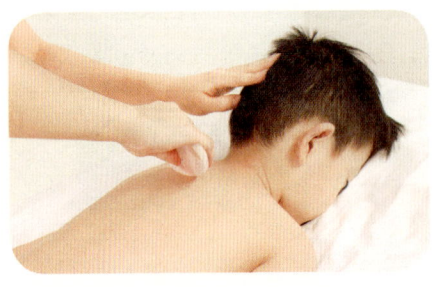

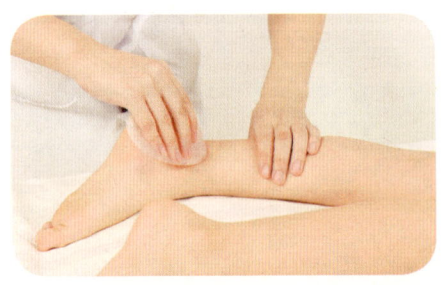

① 患儿俯卧，家长用刮痧板，与刮拭皮肤呈45°，从上往下，力度适中地刮拭风池穴、大椎穴及肺腧穴，以皮肤潮红发热为度。对侧以同样的方法操作。

② 家长用角刮法从上向下刮拭复溜穴1~2分钟，以皮肤潮红发热为度。对侧以同样的方法操作。

咳嗽分寒热，先辨证后调养

中医认为，凡因感受外邪或脏腑功能失调，影响肺的正常宣肃功能，造成肺气上逆作咳，咳吐痰涎的，即称"咳嗽"。形成咳嗽的病因主要是感受外邪，以风邪为主，风为百病之长，常夹寒夹热，有风寒、风热之区别。治疗小儿咳嗽，也要先辨明寒热。

孩子咳嗽，也许只是一种预防机制

当呼吸道受到病菌侵袭或吸入异物、分泌物时，为了排除这些刺激，机体会自发地出现咳嗽的症状。呼吸系统表面的黏膜上布满分泌腺和细小绒毛，当呼吸道黏膜受到刺激，分泌腺会相应增加分泌物，连带着呼吸道黏膜上的绒毛加速摆动，使分泌物排出肺部，在绒毛摆动的过程中，呼吸加速，气流快速喷出，咳嗽就产生了。

由此可见，咳嗽是人体的一种预防机制，具有消除呼吸道刺激因子、抵御感染的作用。如果强行压制咳嗽，气管内的异物排不出来，反而会诱发更严重的疾病。当孩子咳嗽时，家长不要惊慌，如果只是偶尔咳嗽，无异常情况，则不需要做特别的处理。

咳嗽的四个阶段

咳嗽主病位在肺，主要是由于病邪侵犯于肺而引起的。外界六大病邪，风寒暑湿燥火，都会引起咳嗽，但其中风为六淫之首，风邪常常裹挟其他外邪侵袭人体，所以外感咳嗽常以风为先导，或挟寒，或挟热，或挟燥，其中尤以风邪挟寒者居多，故《景岳全书》说："外感之嗽，必因风寒。"

寒邪进入人体后，根据影响的部位和程度，一般分为四个阶段，每个阶段孩子的身体表现和特点各有差别。

咳嗽第一阶段：刚感冒就咳嗽

这种咳嗽跟感冒几乎同时出现，孩子的鼻涕如水一样清，痰是白色的。手脚冰凉，身体怕冷，有些大一点儿的孩子会觉得一吹风就头痛，后背膀胱经循行的路线附近和脖子的后半部也会痛。

咳嗽第二阶段：外寒里热之咳嗽

外寒入侵之后，如果没控制住它，寒邪就向身体内走，与正气相争，逐渐化热。此时体表仍有外寒，但体内开始出现热象，这就是外寒里热。孩子会出现黄鼻涕，并变黏稠。痰开始变黄，虽然有时是清黄交替，但大多数是黄色的。此时孩子咳嗽的发声部位较深，会听到喉咙或者气管里有痰的声音。孩子嗓子发痒，严重者出现咽喉肿痛。经常感觉口渴，想喝水，还有的会发热。

当外邪完全进入体内，则出现一些热证，如发高热，鼻涕是黄色的，咳出来的痰是黄色的，有时甚至是黄绿色的。此时咳嗽声音明显变深，感觉是从胸腔里面发出来的，而且有很多像气泡破裂一般的"嘶嘶"声。

咳嗽第四阶段：咳嗽快好时的咳嗽

一般来说，孩子在经过了与外邪的前三阶段交战以后，咳嗽会进入重回外寒的第四阶段。但是，有的孩子会表现出寒咳，有的则出现热咳。

如果这个时候孩子咳嗽已经没有了痰，或者痰变回白色，鼻涕也变清白了，说话时鼻音还有点重，稍微有点儿鼻塞，偶尔咳嗽几声，则属于寒咳。

如果孩子咳嗽几乎没有痰，或者痰很少，但很黏稠，往往是干咳，舌红，大便干，手脚容易发热，尿容易黄，则属于热咳。

🌟 咳嗽治疗需对症

形成咳嗽的病因主要是感受外邪，而在外邪中又以风寒、风热为突出。因此，治疗咳嗽，首先要辨明寒热，再对症调养。

寒热咳嗽的区分和调理要点

类型	症候	调理要点
风寒咳嗽	咳嗽频作，多重于下午、晚上；咽痒声重；痰白清稀；鼻塞流涕；恶寒少汗，或有发热头痛；全身酸痛；舌苔薄白；脉浮紧；指纹浮红	治疗应以辛温散寒、止咳化痰为主，可选用金沸草、前胡、荆芥、细辛、半夏、茯苓等中药材
风热咳嗽	咳嗽不爽，多重于早晨、中午；痰黄黏稠，不易咳出；口渴咽痛；鼻流浊涕；伴有发热头痛、恶风、微汗出；舌质红，苔薄黄；脉浮数，指纹红紫	治疗宜坚持疏风清热、宣肺化痰的原则，可选用桑叶、菊花、薄荷、连翘、杏仁、芦根等中药材

下面这些咳嗽情况，父母可以自己解决

· 暂时性的、轻微的咳嗽，而且很快就好了。

· 孩子虽然咳嗽、发热、流鼻涕，但精神尚好。

· 孩子咳嗽、痰多、微喘，但不发热，精神好，食欲和睡眠几乎没有受到影响。

· 紧张或运动后的轻微咳嗽。

· 突然外出，吸入冷空气或灰尘、烟雾等引发的咳嗽。

为什么孩子只在清晨和夜间咳嗽

　　孩子仅出现清晨和夜间咳嗽，多半与上呼吸道有关，特别是与鼻炎、腺样体肥大相关。夜间平躺睡觉，鼻部或鼻后部腺样体分泌的分泌物会倒流进入咽部，当积存一定量后刺激出现咳嗽，时间往往是半夜或清晨。白天这些部位的分泌物会逐渐通过流涕或吞咽过程消耗，因此不会出现明显的咳嗽。

出现这些情况，及时将孩子送医

· 持续咳嗽1周以上。

· 频繁咳嗽，孩子食欲受到影响。

· 夜间咳嗽，难以入睡。

· 声音嘶哑，脾气变得暴躁。

· 持续发热，特别是小于3个月的宝宝。

· 小于3个月的宝宝持续咳嗽了几小时。

· 喉咙好像被什么东西堵住了一样，剧烈咳嗽。

· 呼吸比平时急促很多，甚至出现呼吸困难的状态。

· 嘴唇、脸色或舌头颜色变暗紫色。

· 由于剧烈咳嗽而呕吐，不能吃、不能喝。

· 咳嗽后喘得厉害。

· 咳嗽出血。

治疗咳嗽有误区，孩子需警惕

咳嗽，司空见惯，但是对于它的治疗方式，很多人都是根据固有的经验在处理，尤其是身体还能忍受时。尽管咳嗽是人体的一种防御机制，但如果出现久咳不愈或其他异常情况，还是应该就医诊治，以免延误病情。

另外，还有不少人存在混淆镇咳药和祛痰药、不合理使用抗生素、认为中药比西药好、偏爱小偏方等认知误区，家长应理性看待孩子咳嗽的问题，采用科学的方法帮孩子进行调理。

秋季咳嗽有凉燥与温燥之分

中医认为，秋季干咳常与燥邪有关。天气干燥，咽喉、鼻腔缺乏水分的湿润，燥邪更易通过干燥的口鼻呼吸道或皮肤毛孔而侵犯入肺，引起咳嗽。

由肺燥引起的咳嗽，有温燥和凉燥之分。初秋，因暑热余气未消，在这种气候反常的情况下出现的咳嗽多见温燥，主要表现为干咳连连、少痰、喜喝凉水、舌头发红；而进入深秋，秋风渐紧，寒凉渐重，有时还会出现气温骤降，故多出现凉燥，表现为痰稀白、舌尖淡红、舌苔白润。

温凉不同，缓解的方法也不同。如果是凉燥，要温润止咳，适合吃些偏温的食物，如杏仁、山药、薏米等；温燥则要清热润燥，吃偏凉的食物养阴，如百合、麦冬等，或者是买些秋梨膏冲水喝。

饮食六忌，防治孩子咳嗽

在对待孩子咳嗽的问题上，不少家长也会犯难，给孩子吃药担心会有不良反应，不给孩子吃药，看着孩子咳嗽又很心疼。如果家长在孩子咳嗽期间注意饮食宜忌，可以收到事半功倍的效果。

忌寒凉食物

中医认为"形寒饮冷则伤肺"，就是说身体一旦受了寒，饮入寒凉之品，均可伤及人体的肺脏，而咳嗽多因肺部疾患引发的肺气不宣、肺气上逆所致。如果咳嗽期间饮食过凉，就容易造成肺气闭塞，日久不愈。

同时，孩子咳嗽多会伴有痰，痰的多少跟脾有关。脾是后天之本，主管人体的饮食消化与吸收。如进食过多寒凉食物，就会伤及脾胃，造成脾的功能下降，聚湿生痰。

因此，孩子咳嗽期间不宜吃性质寒凉的食物或冷饮、冷冻食物。

忌肥甘厚味食物

中医认为咳嗽多为肺热引起，尤其是小孩咳嗽。日常饮食中，多吃肥甘厚味可产生内热，加重咳嗽，且痰多黏稠，不容易咳出。对于哮喘的患儿，过食肥甘可致痰热互结，阻塞呼吸道，加重哮喘，使疾病难以痊愈。

忌鱼腥虾蟹

一般人都知道咳嗽需忌"发物"，不宜吃鱼腥，鱼腥对风热咳嗽影响最大。咳嗽患儿在进食鱼腥类食品后咳嗽加重，这与腥味刺激呼吸道和对鱼虾食品的蛋白过敏有关。对某些鱼、蛋过敏的小孩子更应注意，其中，以白鲢、带鱼影响较大。

忌甜酸食物

酸食常敛痰，使痰不易咳出，以致加重病情，使咳嗽难愈。咳嗽严重时苹果、香蕉、橘子、葡萄等都不宜吃。吃甜食也会助热，使炎症不易治愈。

忌食油腻食物

孩子咳嗽时胃肠功能比较薄弱，食用油腻食物，会加重胃肠负担，且助湿助热，滋生痰液，使咳嗽难以痊愈。油炸食物、油脂含量高的食物都不宜食用。

忌食用补品

不少家长会给体质虚弱的孩子服用一些补品，在孩子咳嗽未愈时不应供给保健品，尤其是补品，因为很多补品营养密度高，宝宝的脾胃无法消化完全，反而会加重咳嗽。因此，不宜在咳嗽期间服用补品。

缓解咳嗽的食物归纳

中医向来提倡"药食同源"，如果能巧妙选用一些日常食物，并采用合适的烹调方法和配伍，也可以让日常饮食成为防病治病的一种方式。如果孩子咳嗽，家长可以选择具有镇咳、化痰、润肺等功效的食物给孩子食用。

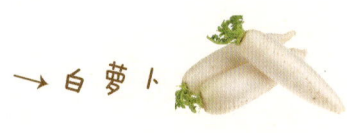

→ 白萝卜

白萝卜味甘、辛，性凉，入肺、胃、肺、大肠经，具有清热生津、凉血止血、下气宽中、消食化滞、开胃健脾、顺气化痰的功效，主要用于腹胀停食、腹痛、咳嗽、痰多等症。

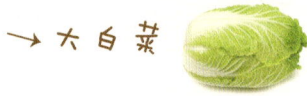

→ 大白菜

大白菜有解热除烦、生津解渴、清热解毒的作用，可用于治疗肺热咳嗽、咽喉肿痛等症。古代医书上记载，大白菜有治疗感冒、咳嗽的功效。

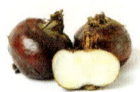

→ 马蹄

马蹄性寒味甘，具有温中益气、清热开胃、消食化痰等功效，可用于阴虚肺燥、咳嗽多痰等症的治疗。

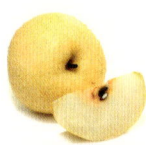

→ 雪梨

雪梨药用能治风热、润肺、凉心、消痰、降火、解毒。现代医学研究证明，雪梨确有润肺清燥、止咳化痰、养血生肌的作用。

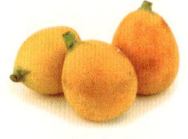

→ 枇杷

枇杷有润肺止咳、止渴和胃、利尿清热等功效，可用于肺痿咳嗽、胸闷多痰等症。枇杷果常用于改善肺热咳嗽、风热咳嗽、肺虚久咳。

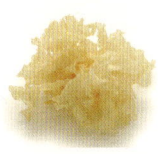

→ 银耳

银耳味甘、性平，归肺、胃、肾经，有益胃、补气、和血、生津、润肺等功效，可用于治肺热咳嗽、肺燥干咳等病症。银耳药性作用缓慢，需久食才有效。

调理食谱推荐

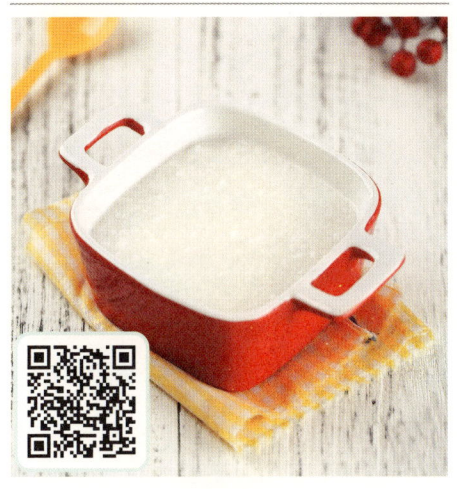

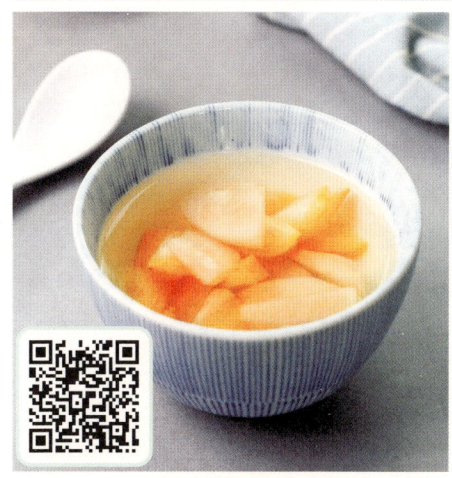

白萝卜稀粥

食材： 水发米碎 80 克，白萝卜 120 克

制作步骤：

1. 洗好去皮的白萝卜切成片，再切条形，改切成小块，装盘待用。
2. 取榨汁机，选择搅拌刀座组合，放入白萝卜，注入少许温开水，盖上盖。
3. 通电后选择"榨汁"功能，榨取白萝卜汁，倒入碗中，备用。
4. 砂锅置于火上，倒入白萝卜汁，用中火煮至沸。
5. 倒入备好的米碎，搅拌均匀，烧开后用小火煮约 20 分钟至食材熟透。
6. 搅拌一会儿，关火后盛出煮好的稀粥即可。

金橘枇杷雪梨汤

食材： 雪梨 75 克，枇杷 80 克，金橘 60 克

制作步骤：

1. 金橘洗净，切成小瓣。
2. 洗好去皮的雪梨去核，再切成小块。
3. 洗净的枇杷去核，切成小块，备用。
4. 砂锅中注入适量清水烧开，倒入切好的雪梨、枇杷、金橘，搅拌匀。
5. 盖上盖，烧开后用小火煮约 15 分钟。
6. 揭盖，搅拌均匀，关火后盛出煮好的雪梨汤，装入碗中即成。

保持空气清新、增加空气湿度

污浊的空气对呼吸道黏膜会造成不良刺激，加重咳嗽，严重的可引起喘息症状。因此，家长要保持室内空气新鲜，并带孩子外出呼吸新鲜空气。

家长要做好室内清洁，定时开窗通风，尤其是孩子的起居室。螨虫不仅喜欢藏匿在床单、枕头上，还容易充斥在空气中，因此，家长要定期除螨，防止空气受污染。晴好天气，尽量多带孩子到公园、湿地、植物园、郊外等空气质量较好的地方进行户外活动。

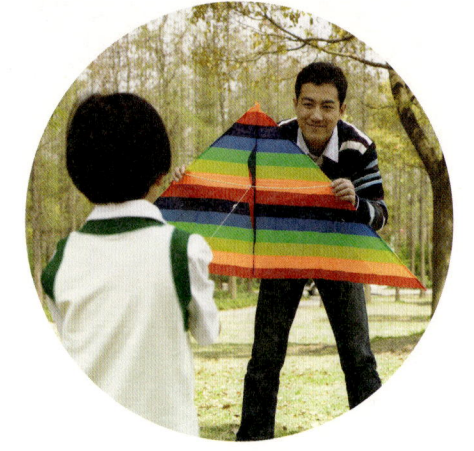

同时，家长要注意屋内湿度的调节。室内相对湿度65%较为适宜。在天气干燥时，可以使用加湿器增加室内湿度。

孩子夜间咳嗽，垫高背部

孩子夜间咳嗽严重，可在孩子入睡时，将其上半身垫高，咳嗽的症状会有所缓解。因为当孩子平躺时，鼻腔内的分泌物很容易流到喉咙下面，引起咽喉瘙痒，使得孩子夜间咳嗽加重，将孩子上半身抬起后，可减少分泌物向后引流。

家长可以用枕头或毛毯做成一个倾斜度为20°～30°的平面，将孩子的头部、颈部、背部从高到低同时垫高，形成一个从头到背的斜坡，以此种方式入睡。如果孩子有痰液，宜侧卧，并经常改变卧姿。

上半身垫高后还要经常帮孩子调换睡姿，最好左右侧轮换着睡，有利于呼吸道分泌物的排出。咳嗽的孩子喂奶后不要马上躺下睡觉，以防止咳嗽引起吐奶和误吸。如果出现误吸和呛咳时，应立即取头低脚高位，轻拍背部，鼓励孩子咳嗽，通过咳嗽将吸入物咳出。

孩子咳嗽有痰，先排痰

当孩子咳嗽有痰的时候，这些痰很黏，里面有很多蛋白质的成分，如果没有排出来，细菌进去后，就会附在痰液上，痰液就成了很好的培养基，细菌会快速繁殖，导致二重感染。如果孩子每次都是要靠咳嗽来排痰的话，咳嗽会刺激黏膜产生新的分泌物，有了分泌物，孩子又要咳嗽，这就会导致"明明咳嗽也不重，但就是很难好，一咳就咳上好几个星期"。因此，如果孩子咳嗽有痰，首先应该排痰，家长可以选择有祛痰功效的药物，让黏附在支气管黏膜上的痰液得到稀释，并借助咳嗽的动作，达到减轻咳嗽的效果。

稀释痰液

增加呼吸道的水分，可以使黏稠的痰液变稀。家长可以将沸水倒入杯中，待水温降至 60℃左右，让孩子将口鼻对准杯口，吸入蒸汽。

拍痰

孩子咳嗽时，由于力度不够，很难将呼吸道内的痰液咳出。父母可采用正确的姿势和手法给孩子拍痰，通过重力和震动，使积在气管壁上的痰松脱，加上姿位引流，使痰液更容易咳出。

让孩子趴在家长的腿上（必要时腹部可以垫上枕头作为支托），取头低臀高的姿势，呈 15°~20° 的倾斜，并将头侧向一边，妈妈用一只手托住孩子颈胸部。或是让孩子趴在床上，腹部可以垫上枕头作为支托，呈头低臀高的姿势，并将头侧向一边。家长另一只手手指自然并拢，手掌弓成杯状，掌面向下，用空掌轻轻拍孩子的背部。叩拍的方向由下往上，由两侧往中间。如果一拍到某一部位时孩子就咳嗽，说明孩子的痰液就积在此处，应重点拍。

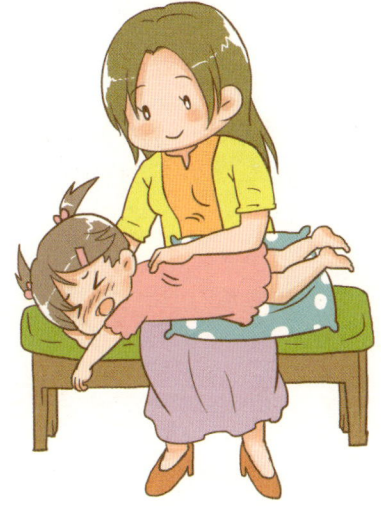

热水袋敷背，有效止咳

如果是寒邪引起的咳嗽，可用热水袋敷背，热气会通过背部传送到呼吸道、气管、肺等部位。这些部位受热后血管扩张，血液循环加速，便可增强驱走寒气的功效，加速代谢循环，对缓解和治疗咳嗽有一定帮助。如果是肺热引起的咳嗽，肺部本来就聚集热气，再用热敷就会加重病情。因此，在使用热敷时，一定要先确定引起咳嗽的具体原因。

用热水袋给孩子敷背时，水温保持在 40℃左右为宜。敷背时，最好先用一块毛巾包住热水袋，然后轻敷于后背。每次敷背，控制在 30 分钟左右，也可根据病人本身的病情轻重，适当延长或缩短热敷时间。需要注意的是，不要总是固定在一个地方敷，可前后左右来回移动热水袋，这样散热的范围更广。

🌸 经络养护，缓解孩子的不适

在中医经络学中，小儿咳嗽时，以肺经异常较为突出，具体多在手太阴经、尺泽穴下见较大结块，孔最穴上下出现滞涩感，如果能以轻柔和缓的手法推理经气瘀结的手太阴经，尤其在异常突出的尺泽结块处重点点揉，可以很快使肺经气机畅快，肺气得宜，是治疗咳嗽的有效手法。

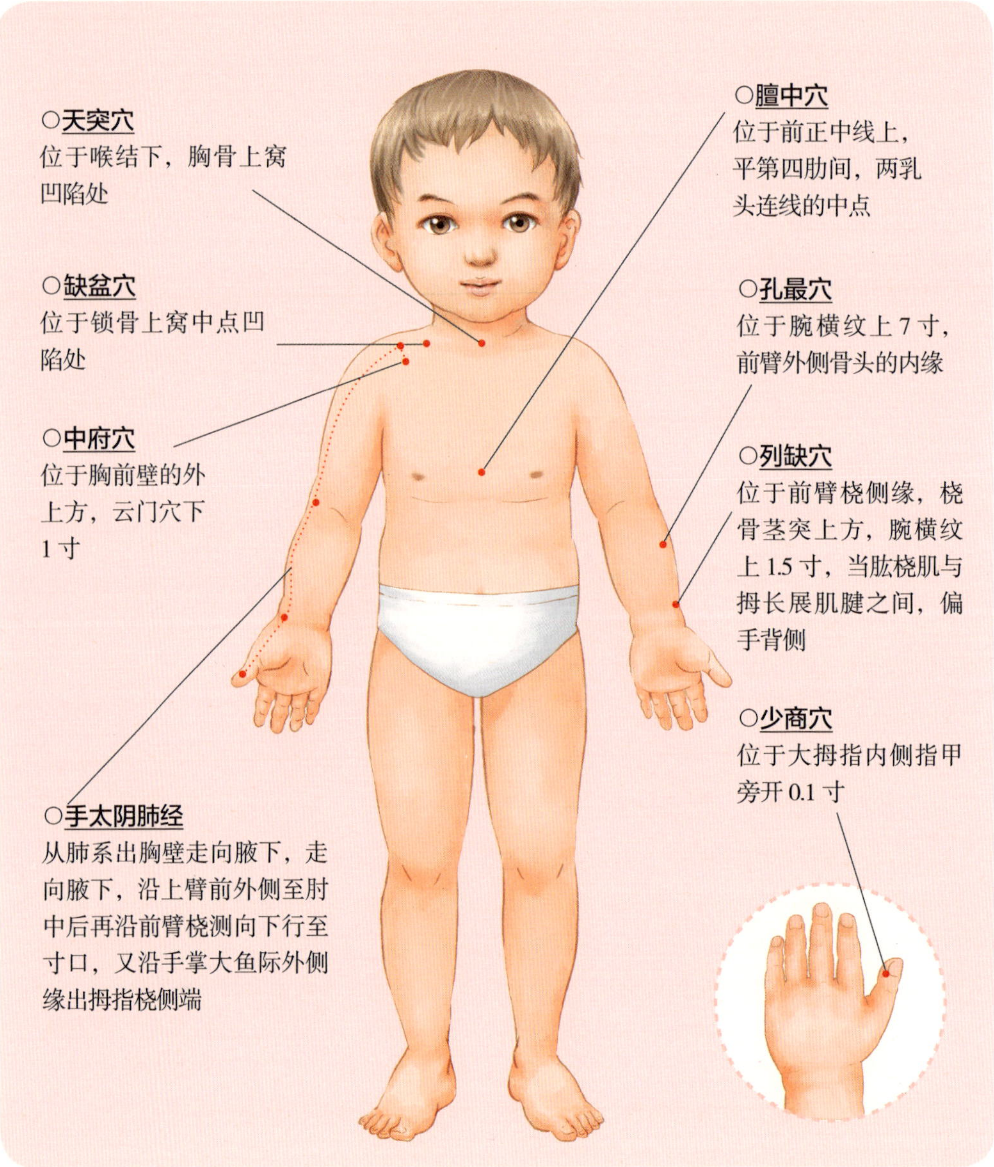

○天突穴
位于喉结下，胸骨上窝凹陷处

○缺盆穴
位于锁骨上窝中点凹陷处

○中府穴
位于胸前壁的外上方，云门穴下1寸

○手太阴肺经
从肺系出胸壁走向腋下，走向腋下，沿上臂前外侧至肘中后再沿前臂桡测向下行至寸口，又沿手掌大鱼际外侧缘出拇指桡侧端

○膻中穴
位于前正中线上，平第四肋间，两乳头连线的中点

○孔最穴
位于腕横纹上7寸，前臂外侧骨头的内缘

○列缺穴
位于前臂桡侧缘，桡骨茎突上方，腕横纹上1.5寸，当肱桡肌与拇长展肌腱之间，偏手背侧

○少商穴
位于大拇指内侧指甲旁开0.1寸

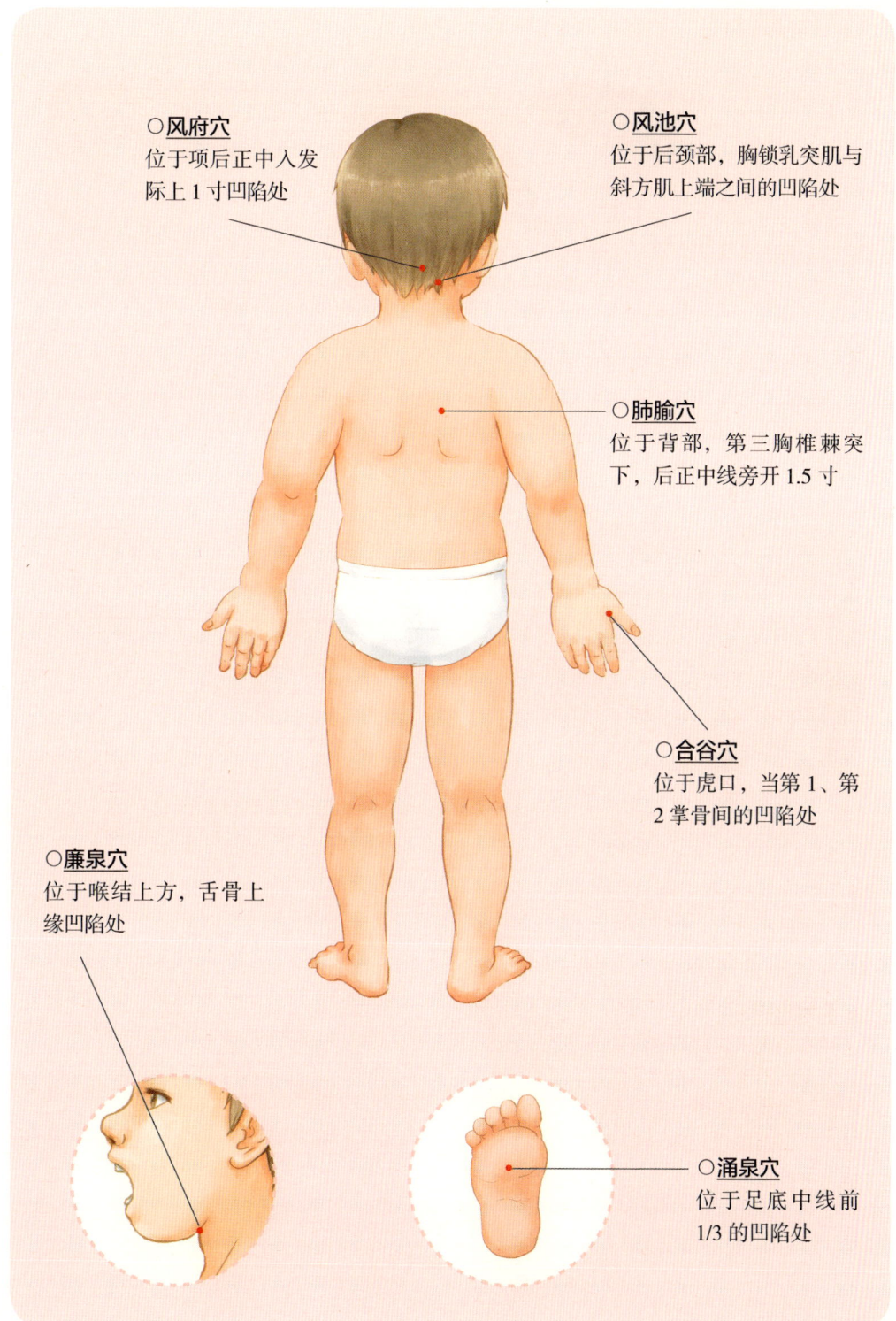

○风府穴
位于项后正中入发
际上 1 寸凹陷处

○风池穴
位于后颈部，胸锁乳突肌与
斜方肌上端之间的凹陷处

○肺腧穴
位于背部，第三胸椎棘突
下，后正中线旁开 1.5 寸

○合谷穴
位于虎口，当第 1、第
2 掌骨间的凹陷处

○廉泉穴
位于喉结上方，舌骨上
缘凹陷处

○涌泉穴
位于足底中线前
1/3 的凹陷处

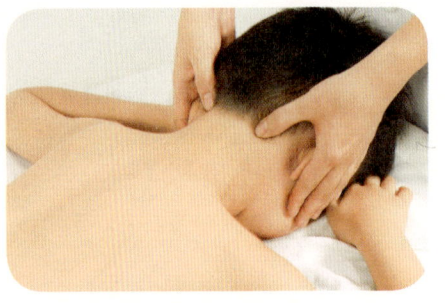

① 患儿俯卧位，家长用双手拇指指腹按揉风池穴、风府穴、肺俞穴各 1 ~ 2 分钟。

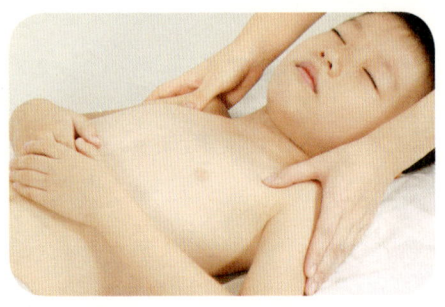

② 患儿转为仰卧，家长用双手拇指指腹按揉缺盆穴、中府穴各 1 ~ 2 分钟。

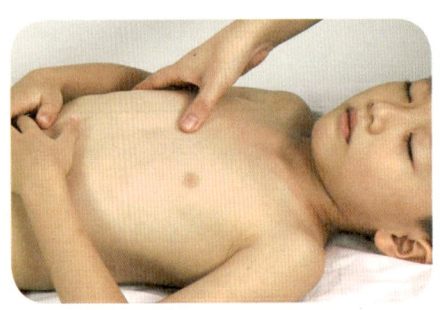

③ 患儿仰卧位，家长用单手拇指指腹点揉膻中穴 30 ~ 50 次。

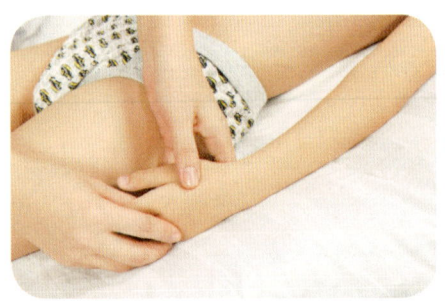

④ 家长用拇指指腹点按合谷穴 1 ~ 2 分钟，对侧以同样的方法操作。

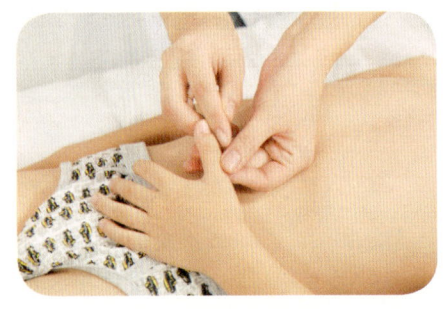

⑤ 家长将食指和中指弯曲刮擦患儿少商穴 1 ~ 2 分钟，对侧以同样的方法操作。

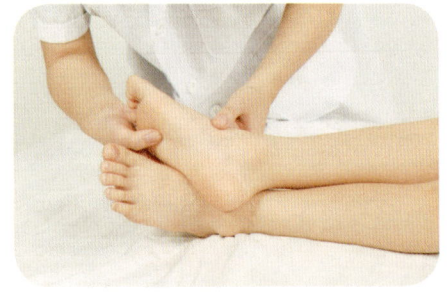

⑥ 家长用拇指指腹点按涌泉穴，点按 30 ~ 50 次，对侧以同样的方法操作。

艾灸疗法

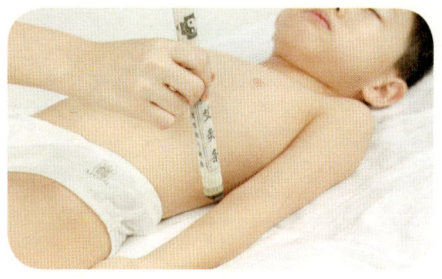

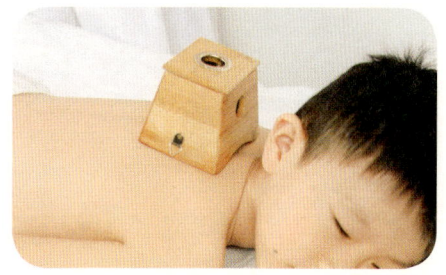

① 患儿仰卧，家长取一根艾条，点燃艾条一端，用回旋灸法灸治列缺穴、孔最穴 5 ～ 10 分钟，可增减艾条与皮肤间的距离。

② 家长取一段约 5 厘米的艾条，固定于艾灸盒上，点燃艾条的一端。将艾灸盒放于肺腧穴上灸治，以皮肤潮红为度。

刮痧疗法

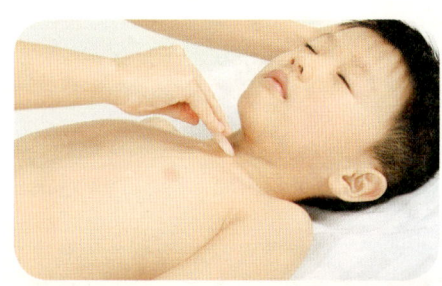

① 患儿仰卧，家长用角刮法从廉泉穴至天突穴直下刮 5 次，中间不要停顿。接着从膻中穴从上往下刮，出痧即可。

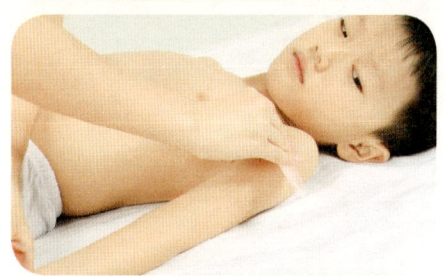

② 患儿仰卧，家长用面刮法从上往下刮拭手太阴肺经，以皮肤潮红发热为度。对侧以同样的方法操作。

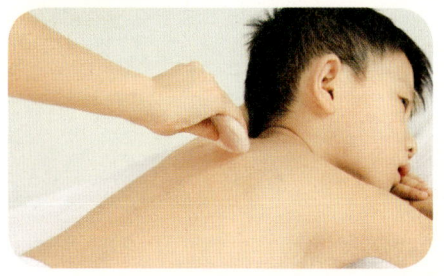

③ 患儿俯卧位，家长用面刮法刮拭肺腧穴，用力要轻柔，以皮肤潮红为度。

Chapter 3

养好脾和胃，
孩子胃口好、吃饭香

　　食物中的营养都是由脾胃加工并输送到全身各处的，可以说，脾胃是人体中主管营养的"官员"，为孩子的成长提供源源不断的能量。父母懂调理，帮助孩子养出好脾胃，能让孩子胃口好、营养吸收充分，从而轻松告别营养不良、积食、腹泻、便秘带来的烦恼。

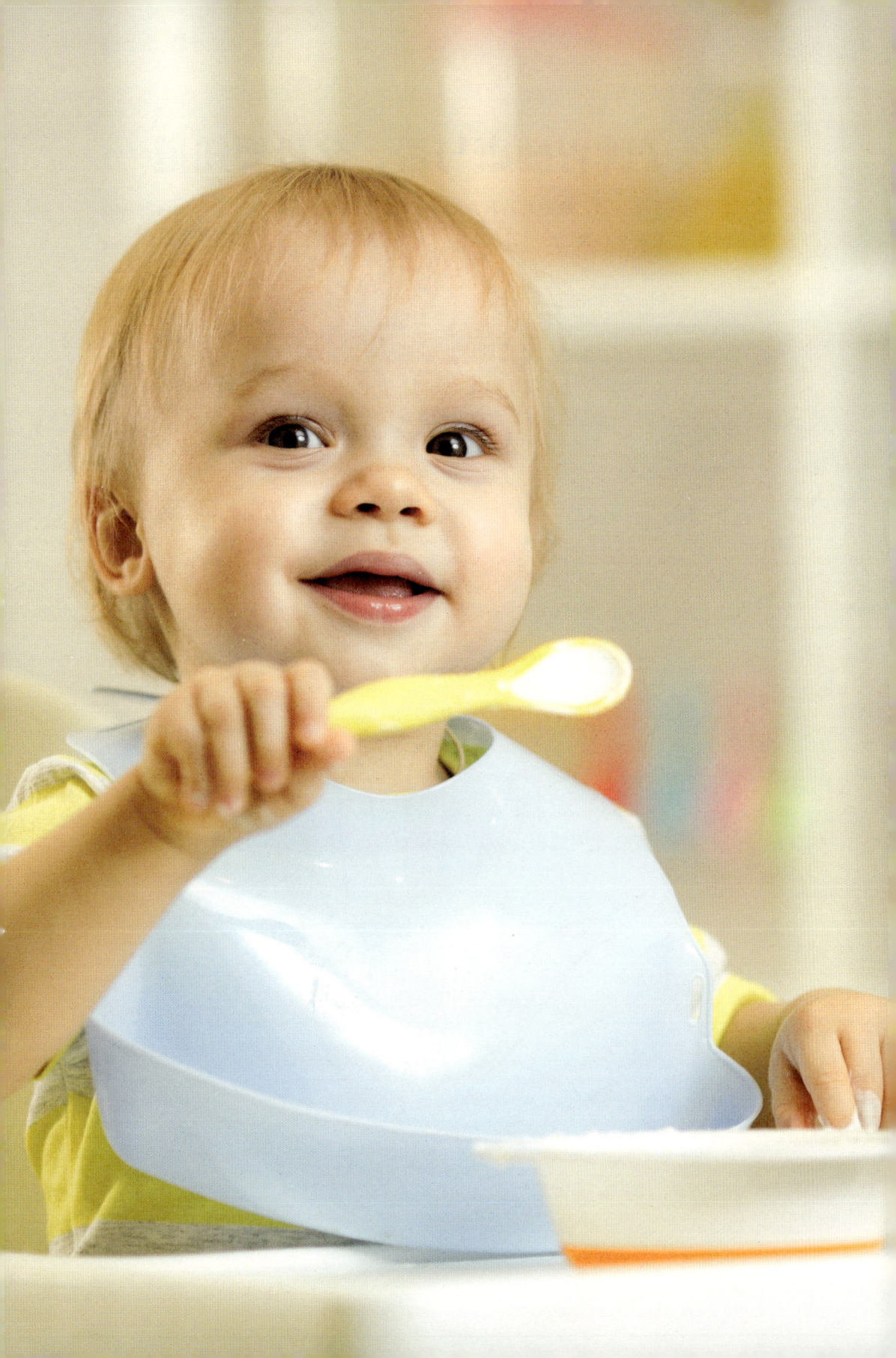

一、孩子脾胃健康与否，父母要知道

脾胃是气血生化之源，是后天之本，是孩子成长的关键脏腑。脾胃受损有可能导致厌食、积食、易感冒等，要想孩子茁壮成长，父母就要知道孩子的脾胃是否健康。

脾胃健康自查，五个部位来帮忙

人体是一个有机的整体，当孩子脾胃虚弱时，会通过身体其他部位的外在表现反映出来。父母通过对这些部位的观察，可以及时了解孩子的脾胃的状况。

看手——手掌细节

手是脾胃状况的"地图"，摊开手掌，就能观察到脾胃变化，从而发现孩子身体健康状况的秘密。

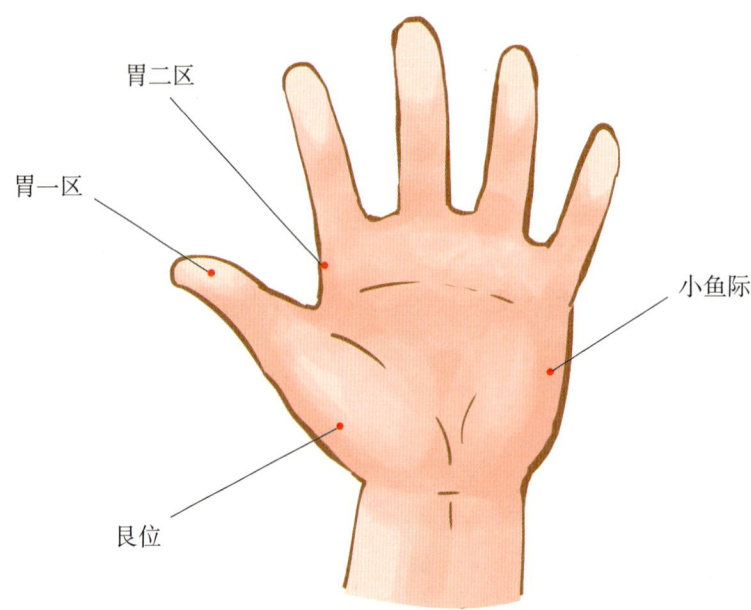

胃二区

胃一区

小鱼际

艮位

看手部	不同状态对应的病症	
1看 手掌胃区	出现片状白色亮点、水肿	急性胃炎
	出现黯淡的青色、凹陷或凸起	慢性胃炎
	出现黑色圆环，圆环内皮肤枯白	胃溃疡
	出现鲜红色斑点	胃出血
	出现棕黄色或暗青色斑块	胃癌
2看 手掌胖瘦	手掌肌肉板硬坚实、缺乏弹性、颜色晦暗	脾胃气血失和，消化不好、新陈代谢慢
	手掌小鱼际肉少	慢性结肠炎、胃肠功能不好
	小鱼际和小指边缘的肌肉下陷，皮肤无光泽	脾主肌肉功能失调、腹泻、腹痛
3看 手掌肌肉	艮位肌肉凹陷、松软	脾胃虚弱、营养不良、免疫功能下降
	艮位颜色过红	脾胃火盛、可能伴有肠燥便秘
	艮位呈深红色	脾胃有痰火、口臭
	艮位呈苍白、青黄色，出现井字纹并有青筋浮起	慢性消化系统疾病
	艮位呈淡黄色	脾胃气血亏虚、消化功能低下
	艮位有大方格形纹、平行四边形纹、菱形纹	脾胃功能紊乱、腹胀

看鼻——色泽变化

　　鼻头是脾脏的反射区，鼻翼是胃腑的反射区，当脾胃发生疾病后，其相应的部位就会有所反映。

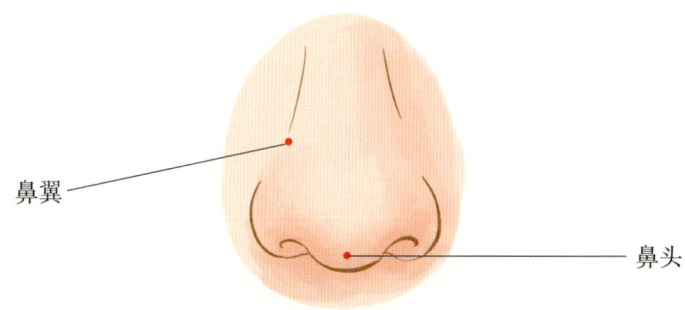

鼻翼

鼻头

鼻子		不同状态对应的病症
鼻头	鼻头发红、鼻头肿大	脾热或脾大，会感觉头重、脸颊疼、心烦
	鼻头发黄、发白	脾虚、出汗多、倦怠、食欲不振
鼻翼	鼻翼灰青	胃寒、易受风寒、易腹泻、手指冰凉
	鼻翼发红	胃火大、易饥饿、口臭
	鼻翼有明显红血丝	胃炎
	鼻翼部扁青	萎缩性胃炎、易引发胃癌
	鼻翼薄且沟深	萎缩性胃炎

看脸——气色好坏

脸是人体健康状况的一面镜子，通过看脸观面，可以体察到人体脏腑、气血、精气等的变化，对了解脾胃状况具有相当重要的意义。如果孩子的面色变红或变白，说明脾病较轻，容易治愈；如果面色变青或变黑，说明脾病相对严重，要立即就医。

看口唇——口味、唇色

口唇与脾的联系尤为密切，是了解脾胃状况的重要窗口之一。通过查看孩子口味、唇色的变化，可以帮助父母了解孩子的脾胃是否健康。

饮食口味与脾胃运化关系密切，口味的正常与否，都依靠于脾胃的运化功能。如果脾失运，往往会出现口淡无味、口甜、口苦、口腻等口味异常的感觉，从而影响食欲。此外唇色的变化也能反映出脾胃状况。

嘴唇		不同状态对应的病症
唇色	下唇深红而晦涩	脾虚、食欲不振、乏力
	唇色红如血，两唇闭合处隐见烟熏色	三焦炽热
	外侧红如血，内侧淡白	脾胃虚寒
	唇色发黄	饮食内伤、湿热郁于肝脾、头晕、困乏
口唇	干燥、脱皮	津液已伤、脾热

看舌头——形、色、质

舌头是辨别味道的主要器官，通过对舌形、舌苔、舌质的观察，能获取人体脾胃的健康情报。

看舌头		不同状态对应的病症	
舌形	当体内有病时，舌形发生异常变化	舌头萎缩	心脾两虚，四肢倦怠
舌苔	舌面上的苔状物，正常情况下是薄白而清净	舌苔黄色	胃热炽盛、胃肠实热、脾胃热滞
		舌苔白色	脾阳虚衰、寒湿侵体
		舌苔灰黑色	脾阳虚衰、湿热内蕴
舌质	舌的主体，正常舌质呈淡红色	颜色浅淡、红少白多	脾虚湿寒、气血两虚

孩子没胃口，先在脾胃上找原因

孩子上小学之后，一下子变得没食欲，是很多家长百思不得其解的问题。其实，如果家长明白"脾，在志为思""思则气结"的中医原理，就会明白孩子没胃口，吃饭不香，可能是跟学校负担加重有关。

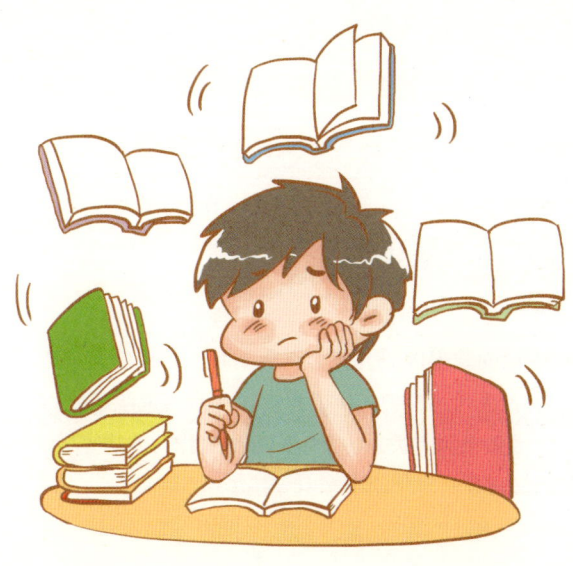

中医认为，如果一个人思虑太多，则会气结，也就是说孩子体内的脾气聚结，很有可能导致脾受损伤，长期思虑过度的孩子胃口不好。现在的孩子，本就课业负担繁重，而且还要参加各种补习，很容易出现气机聚结，导致脾胃不想"工作"。此时，家长要重视并想办法调整孩子的学习节奏，让他放松，不过度忧思，才能帮助孩子恢复胃口。

🐦 孩子胖起来容易瘦下来难，可能是脾虚惹的祸

人体脾胃虚弱，水湿运化功能失调，于是体内湿邪集聚，造成新生代谢停滞，而胃里又在不断增加食物，这个时候就很容易产生"喝口凉水都长肉"的小胖墩儿。如今"多肉"型的孩子越来越多，特别是那些吃东西不多，但不停长肉的孩子，父母要擦亮双眼注意辨别孩子脾胃是否虚弱。

有调查显示，90%的肥胖孩子都有体虚的症状，而且这个体虚还与脾胃功能虚弱密不可分。当孩子出现虚胖、体虚、消化功能差等问题时，家长要做好健脾和利湿两方面的工作。

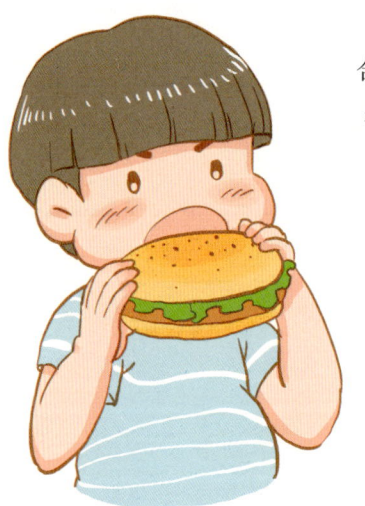

相较于药物治疗，依日常饮食调养更适合。比如给孩子适当吃些碱性食物，如苹果、大豆、菠菜等，将这些食物做成孩子喜欢的口味，不仅利于排湿，还能起到促进脾胃运化的作用。此外，饮食不要过于精细，吃些五谷杂粮也能促进湿邪外排。

只有饮食合理，才能保护好孩子的脾胃，改善脾胃虚弱带来的虚胖。

🐦 孩子脾胃不和，易积食

脾和胃是人体消化系统的主要器官，胃负责吃进东西，脾将营养送出，它们的关系非常密切。如果胃很强壮而脾很虚弱，就会产生不和，胃里的营养不能被送出，而使食物越堆越多，就会带来一系列的影响，孩子积食，多半就来源于此。

如果孩子积食，就要调节脾胃关系，让它们通力合作，才能完成吃得下、消化掉、吸收好的过程，这就要求父母在日常生活中多引导孩子。

➡ 规律进餐。让孩子在相对固定的时间进餐，吃的量相对均衡，不要饥一段饱一顿，要让脾胃形成稳定的"工作模式"。

➡ 让孩子少吃生冷、寒凉的食物。脾喜温热，胃能消化的食物，不代表脾能接受，长期食用生冷寒凉食物就会导致脾胃不和。

➡ 控制孩子进食油腻食物。不管是脾还是胃，都承受不了过于油腻的食物，否则很容易因为消化不良而产生积食。

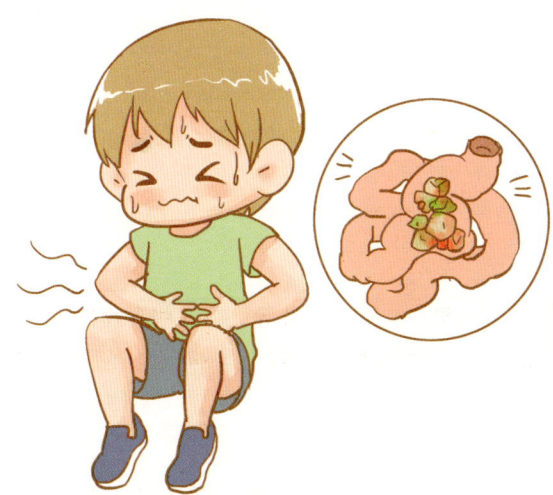

总之就是要帮助孩子做到正常饮食，让脾胃不受外来压力的刺激。脾胃合作，才能让孩子营养充足，不积食。

睡觉半睁眼、流口水，都与脾有关

很多家长观察到，孩子睡觉时眼睛总是半睁着，并露出一条缝，中医称之为"睡卧露睛"，与小儿脾胃功能失调关系密切。因为人的下眼皮由脾主管，当脾气不足或者脾胃功能失调时，就会出现睡觉半睁眼的现象。

此外，如果孩子2岁之后还在不停地流口水，家长就要注意了，这可能是小儿脾胃不和的表现。中医认为"脾在液为涎"，涎就是口水。一般来说，孩子脾胃功能失调，水液不化终而上逆，而且脾胃蓄冷或者脾胃湿热，也会导致津液不收，孩子口中唾液分泌较多，自然就会产生流口水的现象。

不管是以上哪种现象，父母都不能掉以轻心，要及时帮孩子调和脾胃，将潜在的健康问题制止在"萌芽"状态。脾胃好，孩子才能身体好。

二、养护脾胃有良方，强脾健胃很轻松

孩子脾胃和才能身体棒，作为孩子的营养师和调理师，父母有必要掌握一些脾胃养护良方，为孩子的健康成长保驾护航。

🐦 饮食有节，不伤害孩子的脾胃

如果通过饮食调理就能让孩子少生病，这应该是每位家长都想看到的。要想孩子脾胃健康，家长首先要从饮食有节入手，不但要让孩子吃得好，更要让孩子吃得健康。

🌸 按部就班添辅食

宝宝脾胃功能很娇弱，辅食添加要遵循一定的原则，否则很容易造成消化不良、过敏等问题。

由一种到多种。从营养成分较为单一的食物如婴儿米粉开始添加，让宝宝从口感到胃肠都逐渐适应以后再添加第二种，循序渐进。

由少到多。例如给宝宝添加蛋黄，开始先加 1/8，如果宝宝没有异常，就可以增加到 1/4，如果宝宝出现过敏或排便异常，就应该暂停添加，等宝宝恢复后，再从 1/8 个蛋黄开始。

由稀到稠。辅食添加要依据宝宝口腔发育的特点，由稀到稠，可以从米糊、蔬菜水到果泥、菜泥再到蔬菜碎、软米饭，等宝宝适应蔬菜、水果后再慢慢添加鱼、肉等食物。

🌸 科学搭配一日三餐

一日三餐每天都在吃，不过想让孩子吃得营养均衡、饮食得当，就不能完全按照习惯或者喜好来，需要一些科学指导。"早餐宜好、午餐宜饱、晚餐宜少"，吃好三餐，养好脾胃。

三餐进食时间和食物推荐表

一日三餐	进食时间	食物推荐
早餐	起床后半小时左右，7~9点	宜清淡易消化，同时要保证营养，粥、面、包点、软饼、牛奶、水果等都可以选择
午餐	午餐建议在 13 点之前吃完	注意食物的搭配，多吃富含优质蛋白的食物，如鱼、瘦肉、鸡蛋等
晚餐	17~19点	吃些清淡易消化的食物，如米粥、汤搭配小菜等，既有营养又不加重消化负担

吃饭要细嚼慢咽

孩子吃得太快，食物没有被充分咀嚼就被咽下去，脾胃就要花费很大的力气把大块食物磨碎，消化负担自然就加重了。越细碎的食物脾胃越喜欢，父母要培养孩子细嚼慢咽的习惯。

每餐用时至少20分钟。 从吃饭开始直到20分钟以后，大脑才会发出已经吃饱的信号。如果孩子吃得过快，用餐时间不足以等到大脑发出的信号，只会因为感觉没吃饱而增加进食量，从而也加重了脾胃负担，还存在长胖的风险。

每一口饭都要细细咀嚼。 咀嚼的过程也是食物与唾液结合的过程，被咀嚼成细小颗粒的食物进入胃里，减轻了胃部消化负担，食物被消化分解，身体才能从中获得能量和营养。

给孩子选个小点儿的勺子。 在小勺子的帮助下，孩子每一口的进食量也不会太多，这样就有充分的时间和空间，既能细细咀嚼食物，也能享受食物的味道，从而养成细嚼慢咽的进餐习惯。

进食水果，选在两餐之间

新鲜的水果富含多种维生素，是孩子每天必不可少的食物。但如果进食的时间不对，就会影响孩子的脾胃，反而会起到反作用。

吃饭之前进食水果，腹部本就空虚，当水果中的大量果酸释放，会让胃更加受刺激；饭后胃内食物饱胀，此时吃水果，会让胃动力减弱，还有可能造成积食。专家建议，进食水果要选在两餐之间，也就是饭后两小时左右再吃水果。此时胃中的食物已经消化掉大部分，进食水果后的果酸可以促进剩余食物的消化，而且离下一餐饭还有一段时间，吃下水果的同时，也能减少身体的虚亏。

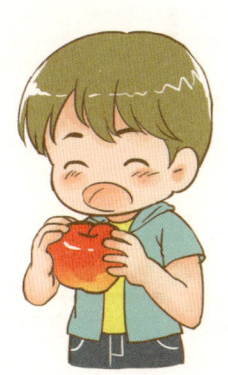

需要提醒家长的是，不要因为两餐之间的时间段适合孩子吃水果，就大量进食，所有的食物都要按照不过量、不贪吃的原则，否则会加重孩子的消化负担。

用餐氛围好，孩子才能不挑食

孩子从小就会有喜好原则，也会有内心情绪的感受，对父母、对餐桌，他都尤为重视。这是食物带给人们安全感的神奇功效，孩子更是如此。良好的就餐氛围不是多么高贵，而是整个气氛让人心情愉悦，有美的感受。良好的用餐氛围，孩子才能不挑食，所以，父母要尽量做到以下几点。

➡ 就餐时，父母不要当着孩子的面拌嘴，尽量保持祥和、安静的氛围。孩子在这样的环境里不会分心，体内各项激素分泌自然，从而产生进食的欲望。

➡ 父母可以给孩子讲个有关食物或者进餐的小故事，他会对所吃的食物更有感觉，不知不觉中也就忽略了食物本身的味道。

➡ 当孩子不想吃某样食物时，家长不要强求，只要不动声色地放在一边，过几天再若无其事地让孩子食用，多反复几次，孩子感受到这是必经过程，自然也就接受了。

总之，对孩子来说，父母的好态度是让他快乐进食的基础。父母表现出不强求、鼓励、表扬的态度，能让孩子产生良好的食欲，从而实现快乐进食。

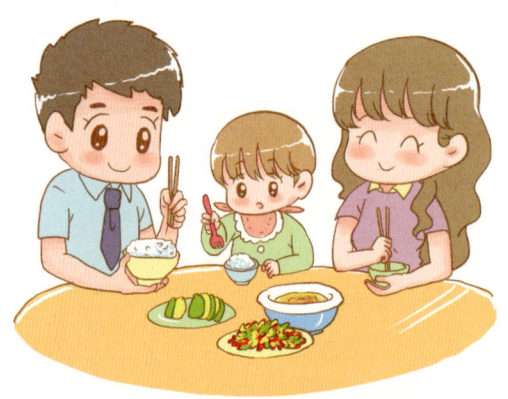

孩子不爱吃青菜，试试这些小妙招

好像不爱吃青菜是很多孩子的共性，这不但导致孩子营养不全面还会养成其挑食的毛病，家长不能任其发展下去，不妨试试以下这些妙招。

➡ 在烹饪上下功夫，将孩子不喜欢的食物变换造型，或者和童话故事联系起来，孩子也会产生食欲。

➡ 将青菜做成羹、馅料或者蔬菜汁，化整为零，"藏"在孩子看不见的地方，让孩子在不知不觉中吃下去。

➡ 用其他同类营养的果蔬来代替青菜。例如，孩子不喜欢吃胡萝卜，那就多准备一些西蓝花、豌豆苗，实现营养成分的互补。

不要让孩子养成重口味的习惯

重口味并不是只有重辣、重盐，高糖、高油、高热量的食物也属于重口味，孩子长久食用这些食物，会觉得白饭青菜淡而无味，很可能养成挑食的习惯，而且重口味的食物对孩子身体健康的影响是很严重的。

在孩子刚接触食物时，父母就要有意识地选择一些相对清淡的食物来喂养孩子，抓住孩子口味养成的关键期。进食之后，一定要用清水漱口。如果孩子已经有重口味的倾向，父母在调味料上要慢慢减少用量，养成良好进食习惯，才能让孩子的脾胃不受伤害。

拒绝洋快餐

越来越多的孩子喜欢吃炸鸡翅、汉堡、薯条等洋快餐，有些家长认为孩子爱吃，自己也不用动手制作，两全其美。殊不知，这样的洋快餐对孩子的健康危害特别大，快餐的热量、脂肪、营养配比严重不合理，吃得多了就会造成孩子肥胖、体内营养的缺失等情况，同时还养成了孩子口味的挑剔。倒是那些富含蛋白质、维生素、矿物质等营养素的食物，才是孩子健康的基础。

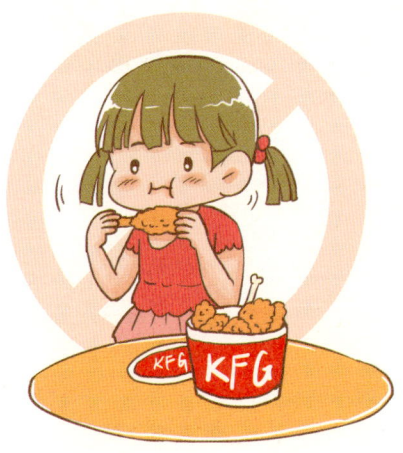

养脾胃宜吃的调补食物

中医的归经理论认为："五味入口，各有所归。"其中，甘入脾，也就是说，调养脾胃可以适当吃些甘甜的食物。

中医所说的甘味食物，不仅指食物的口感甜，更重要的是指食物的性味。五谷杂粮中，性温味甘的食物有大米、糯米、小麦、玉米以及大部分豆类，蔬果中也有很多甘味食物，如南瓜、山药、芋头、苹果、香蕉等。不过，甘味食物也不能让孩子多吃，否则容易导致脾热，灼伤胃阴。

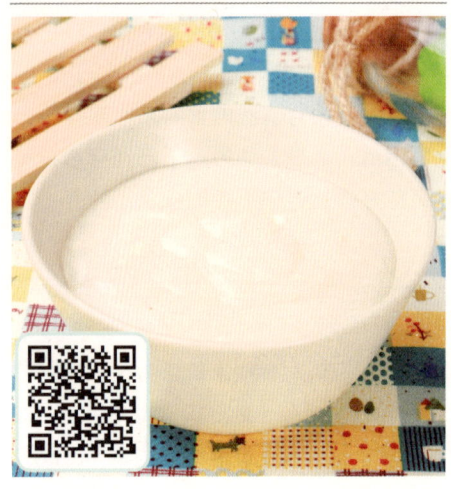

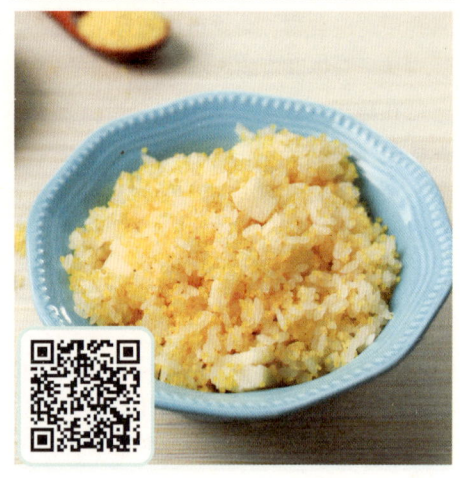

粳米糊

食材：粳米粉 85 克

制作步骤：

1. 把粳米粉装在碗中，倒入清水，边倒边搅拌，制成米糊，待用。
2. 奶锅中注入适量清水烧热，倒入调好的米糊，拌匀。
3. 用中小火煮一会儿，使米糊成浓稠的黏糊状。
4. 关火后盛在碗中，稍微冷却后即可食用。

小米山药饭

食材：水发小米 30 克，水发大米、山药各 50 克

制作步骤：

1. 将洗净去皮的山药切小块。
2. 备好电饭锅，打开盖，倒入山药块。
3. 放入洗净的小米和大米，注入适量清水，搅匀。
4. 盖上盖，按功能键，煮至食材熟透。
5. 断电后揭盖，盛出煮好的小米山药饭即可。

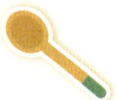

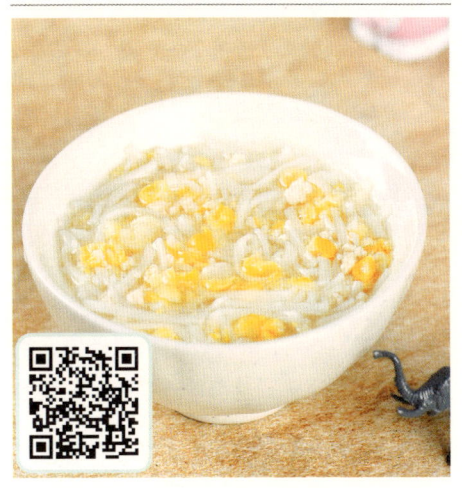

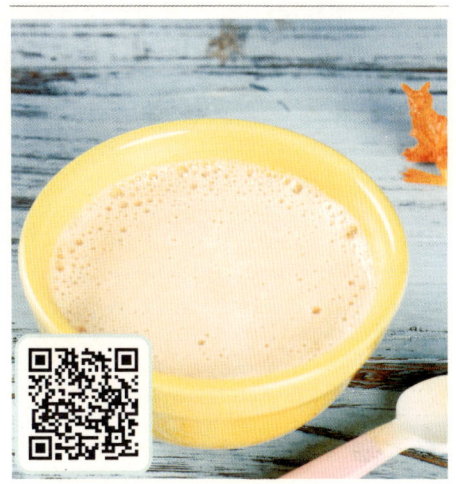

鸡蓉玉米面

食材：水发玉米粒 40 克，鸡胸肉 20 克，面条 30 克

调料：盐少许，食用油适量

制作步骤：

1. 把洗净的玉米粒，剁成玉米蓉，面条切成段。
2. 洗净的鸡胸肉切成小块，再剁成肉末。
3. 用油起锅，放入肉末，搅松散，炒至转色。
4. 倒入适量清水，放入玉米蓉，加入盐，拌匀调味。
5. 加盖，用大火煮至沸腾；揭盖，放入面条，拌匀。
6. 盖上盖，用中火煮 4 分钟至食材熟透。
7. 揭盖，盛出煮好的面条，装入碗中即成。

苹果奶昔

食材：苹果 1 个，酸奶 200 毫升

制作步骤：

1. 将洗净的苹果对半切开，去皮去核，切小块。
2. 取榨汁机，选搅拌刀座组合，放入苹果，倒入酸奶。
3. 盖上盖子，选择"搅拌"功能，将苹果榨成奶昔。
4. 把苹果奶昔倒入玻璃杯即可。

理疗方法来帮忙，让孩子吃饭香

孩子厌食没胃口，父母看在眼里急在心中，难道只有吃药才能打开孩子的胃口吗？其实，一些实用有效的理疗方法，贴贴按按就能起到防治的效果，让孩子吃饭香、身体棒。

莱菔子贴压足三里

莱菔子就是萝卜籽，性平，味甘、辛，归肺、脾、胃经，用莱菔子贴压足三里穴，可以治疗饮食停滞、腹痛、腹胀等脾胃疾病。

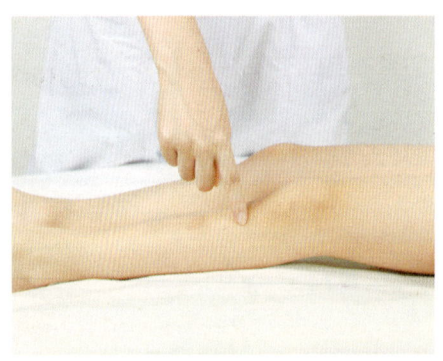

找准穴位：足三里穴位于小腿外侧，当犊鼻下3寸，距胫骨前缘一横指（中指）。

操作方法：父母用适量莱菔子贴压孩子足三里穴4～6小时，每日1次。

功效主治：消食除胀，健脾和胃，补中益气，能有效防治孩子厌食。

捏脊，促发育助生长

脾虚造成孩子没胃口、厌食等，除了用莱菔子贴压穴位以外，父母还可以给孩子捏脊，不仅可化积消食、强健脾胃，还能促进发育、助生长。

众所周知，体内的神经也就是中医所讲的经络，会从脊柱里面分支长出来，进入内脏，因此脾胃健康也受神经的影响，而且神经之间相通，给孩子进行捏脊的过程，实际上也是强健脾胃的过程。

孩子厌食、没胃口其实是因为他的体内有了郁结，导致经络不通，而捏脊实际上是在疏通、刺激经络，让气血运行加速，内脏气血也恢复运行，这样就起到了刺激孩子生长，利于脾胃健康的作用。

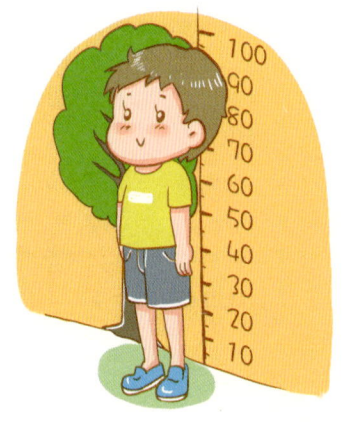

此外，给孩子捏脊也是一种轻微的正脊，但不是正骨头，而是刺激周围皮肤，孩子气血通畅，脾胃变好，吸收的营养变得充分，生发力也会随之变强，就能正常发育，脾虚导致的不长个问题也就迎刃而解了。

🐾 强壮脾胃的推拿处方

孩子脾胃虚弱，已经被积食、厌食、没胃口等脾胃疾病"折磨"得无精打采，为了让孩子重新回到以前健康、食欲好的状态，以下推拿处方父母可以试一试。

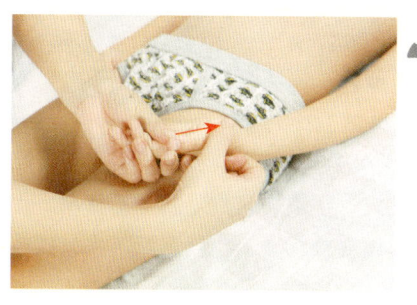

补脾经

定位：脾经在拇指桡侧的赤白肉际处。

手法：循拇指桡侧边缘，沿指尖向关节处推为"补"。力度有轻抚感即可，速度适中。

摩腹

定位：腹穴在整个腹部。

手法：孩子平躺，以腹部为圆心，先逆时针按摩，再顺时针按摩，力度较轻，按摩圈数相同。

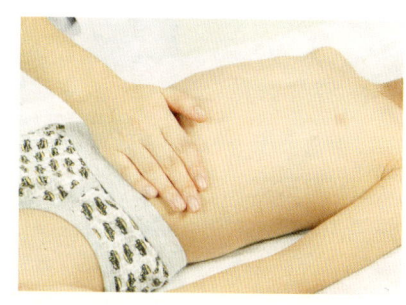

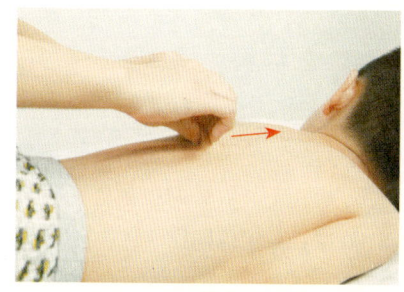

捏脊

定位：脊柱穴在背部正中。

手法：孩子俯卧，把脊柱皮肉捏起来一小条为宜，从长强穴捏到大椎穴，每天1次，1次进行5～6个循环即可。

🌸 按一按，让孩子不挑食、不厌食

为什么别人家的孩子总是食欲满满，各种蔬菜水果都能大口吃下，自己家的宝贝却总是挑食、厌食？其实要想孩子吃得好，调养脾胃是关键，家长可以参照以下方法按一按，就能轻松解决孩子挑食、厌食的坏习惯。

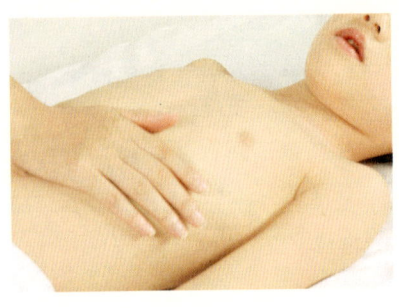

按揉中脘穴

取穴：位于腹部，前正中线上，当脐上4寸。

手法：孩子平躺，家长用手掌紧贴中脘穴，手掌与穴位之间不能移动，皮下组织要被揉动，幅度逐渐扩大，揉按100～200次。

点按脾腧穴

取穴：位于背部，当第十一胸椎棘突下旁开1.5寸。

手法：孩子俯卧，家长用拇指指腹点按在脾腧穴上，以顺时针的方向点按50～100次，对侧以同样的方法操作。

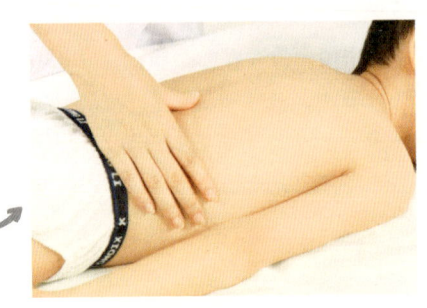

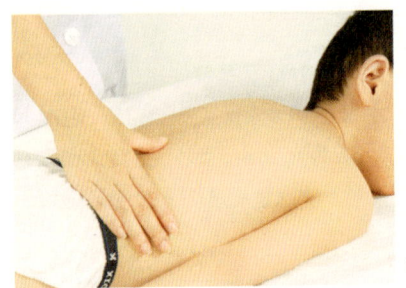

点按胃腧穴

取穴：位于背部，当第十二胸椎棘突下旁开1.5寸。

手法：孩子俯卧，家长用拇指指腹点按在胃腧穴上，以顺时针的方向点按50～100次，对侧以同样的方法操作。

叩齿法健脾又养胃

有些家长只知道孩子消化不良、腹胀等问题是脾胃虚弱引起的，究其根本还与消化液分泌不足有关，食物不能被充分溶解，胃肠负担就会加重，长此以往就会出现脾胃问题。为了促进孩子消化液的分泌，家长可以引导其多做叩齿运动。

叩齿是指上下排牙齿轻轻叩击，用来改善孩子牙周内的血液循环，坚固牙齿，一口好牙才能将食物咀嚼得更充分，消化系统的"工作"能力才会更强。而且在叩齿的同时，口腔内的唾液分泌也会增多，唾液具有溶解食物、帮助消化和提高免疫力的功能，将分泌出的唾液咽下，有利于胃"腐蚀软化食物"和脾"运化、生津"，最终达到健脾养胃的目的。

叩齿法具体步骤

口唇轻闭，上下门牙、左侧上下牙齿和右侧上下牙齿各叩齿 9 次，最后再次叩击上下门牙 9 次

身心放松，集中精神，调匀呼吸，鼻吸口呼，轻吐三口气

将舌头沿着上下牙床、牙龈、牙面来回搅动，顺时针、逆时针各 9 次

叩齿法

唾液增多，用舌头抵住上颌聚集唾液，鼓腮用唾液含漱多次，然后将唾液分 3 次咽下

温馨提示

通常叩齿法在早晨起床后或晚上临睡前进行，叩齿训练的力度和次数要循序渐进，重在坚持，如果孩子处于换牙期或者口腔不适，则要暂停训练，以免影响换牙或加重口腔不适。

呵护脾与胃，从生活点滴做起

日常起居看似平常，却和孩子的身体健康密不可分，生活中的细节与习惯也在无形之中影响着孩子的脾胃。呵护孩子的脾胃，还需要父母从生活的点滴做起。

一天中养脾胃的八个关键时刻

孩子的脾胃问题不仅仅与饮食规律有关，也跟休息、运动等方面有关。家长可以抓住以下八个关键，养出孩子的好脾胃。

关键一：补充水分

早晨7:00晨起洗漱完毕后，给孩子喝一杯温开水，既可以补充夜晚流失的水分，也能促进胃肠蠕动，帮助胃肠做好接受早餐的准备。

关键二：要吃早餐

尽量在孩子起床1小时后且与午餐间隔4小时，也就是早上8:00左右的时候吃早餐。一定要保证孩子的早餐时间及营养，否则可能导致低血糖和营养失衡。

关键三：午后休息

大概在12:00的时候进食午餐，孩子的午餐要尽量丰盛，吃完饭后不要做剧烈运动，以保证血液流向胃肠道，使其正常工作，也不要饭后立即午睡，以免引起腹胀、不消化。

关键四：拒绝二手烟

要让孩子远离二手烟。空气中弥漫的烟气被孩子吸进体内，会使血管收缩，胃的保护能力变差，而且烟碱、尼古丁等毒物也会进入体内，这些都可导致胃溃疡。

关键五：加餐养胃

16:00加餐有保"胃"的功效，可以适当给孩子补充一些点心、水果。如果此时加餐，晚上进餐时就要注意进食量，以免晚餐过饱给肠胃带来负担，或导致脂肪堆积。

关键六：餐后站立

如果孩子有胃食管反流现象，尽量不要在饭后躺着或坐下，可以选择站立半小时，但不要做剧烈活动，否则容易消化不良。

关键七：轻缓运动

餐后1小时是脂肪容易堆积的时候，尽量不要让孩子久坐不动，可以进行饭后散步等轻缓运动，增加肠胃蠕动，促进食物消化。

关键八：空腹入睡

晚上睡觉前尽量不要进食，即便是睡前牛奶也不是所有孩子都适合，睡前吃东西会刺激胃酸和胆汁的分泌，脾胃不好的孩子不要在睡前进食。

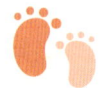

做好这五点，让孩子远离厌食

当孩子挑食、厌食时，你是横眉冷对还是大声训斥？其实父母也应该反思自己，是不是为孩子树立了良好榜样，有没有给予正面引导。矫正孩子厌食的行为，父母应注意做好以下几点：

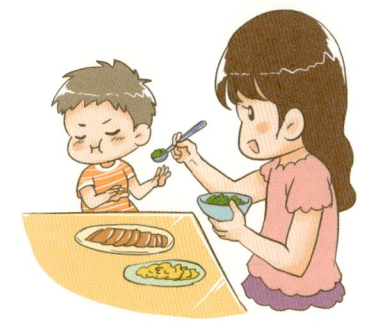

给孩子树立榜样

父母是孩子的第一任老师，良好的行为习惯会在无形之中给予孩子积极的引导，如果父母挑食或偏食，孩子多半也会挑食或偏食。因此，父母要从自身做起，吃饭不挑食，营养全面、膳食平衡。

从侧面引导孩子吃饭

当孩子不愿吃某种食物时，父母千万不要逼迫孩子进食，可以通过其他方式增加孩子吃饭的乐趣。比如，对孩子说："你看，这片胡萝卜像不像一个圆圆的太阳？你想把太阳吃进肚子里吗？"鼓励孩子多尝试。

创造良好的进餐氛围

吃东西对孩子来说是一件很快乐的事，如果父母在孩子进餐的过程中，因为孩子顽皮而产生催促、生气甚至责骂等行为，就无法为孩子营造出积极的进餐氛围，这些行为还会对孩子的身体和心理产生消极影响。

给孩子做饮食讲解

父母还可以尝试讲解各种食物的味道和营养价值，让孩子知道吃饭是他每天生活和生长过程中很重要的事情。此外，需要提醒父母的是，不要擅自盲目使用补药和补品来弥补孩子的营养不足。

听取孩子的意见

当孩子说"够了"的时候，父母要尊重他的意见，当他开始拿食物玩耍或者说"不要"的时候，父母应该将食物拿走，或者让孩子离开餐桌。不要强迫孩子必须吃光碗中的食物，以免饮食过量导致消化不良或日后肥胖。

🌸 经常活动脚趾，孩子脾胃虚弱不发愁

孩子脾胃虚弱，经常有小病痛来侵袭，家长内心满是心疼和着急，其实想办法锻炼好孩子的脾胃，病痛自然远离。父母可以经常帮孩子活动脚趾，简单实用，并且有很好的强健脾胃的功效。

那为什么活动脚趾就能强健脾胃呢？早在医书中就有记载，脾经"起于大趾之端"，胃经的三条支脉则分别"入中趾内间""入中趾外间""入大趾间"。也就是说，脾胃二经的循行路线都经过脚趾，经常活动孩子的脚趾，变向按摩脾胃二经，脾胃二经顺畅了，脾胃的功能自然也就变好了。当然，活动脚趾有一定的方法，常见且效果比较好的方法主要有以下三种。

按摩脚趾

通常在晚上孩子洗脚后进行，家长帮助其按摩脚趾。每日 1 次，每次 10 分钟左右为宜。

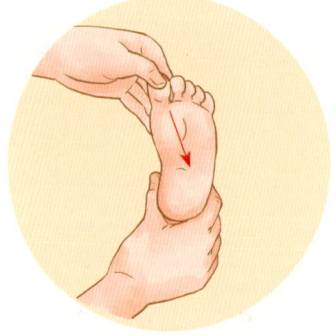

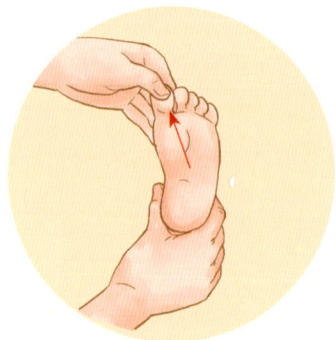

方法 1：从脚趾尖向脚掌的方向进行按摩，适合脾胃虚弱、腹泻的孩子。

方法 2：从脚掌向脚趾尖的方向按摩，可增强胃动力，清胃火，适合消化不良、口臭及便秘的孩子。

脚趾抓地或抓鞋底

年龄稍大的孩子独立完成，每日 2 ~ 3 次，每次 5 分钟。建议孩子光脚或穿柔软的平底鞋，充分活动脚趾，这样才不容易误伤脚趾。

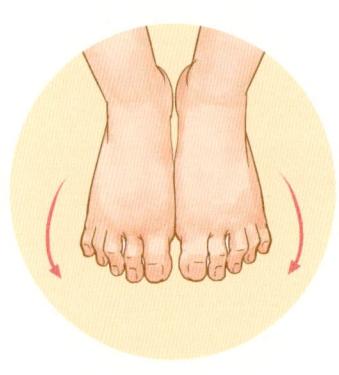

方法：孩子保持站立或坐姿，双脚放平，脚掌紧贴地面，用脚趾抓地或抓鞋底。

脚趾取物

所夹东西应圆滑，没有棱角或尖刺，以免伤到孩子脚趾，纽扣、笔帽等较为合适，没有时间限制，重在坚持。

方法：孩子保持坐姿，将第2、3脚趾尽量分开，夹取东西，强健脾胃。

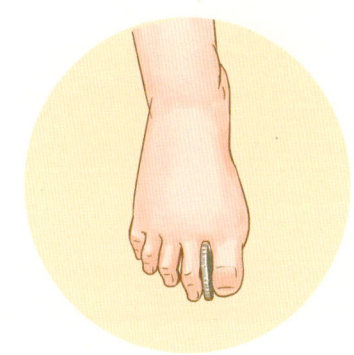

好心情是孩子脾胃的守护神

很多家长都会忽略情绪对于孩子脾胃的影响。当孩子情绪不好、压力过大时，他的食欲也会受到影响，脾胃也会变得虚弱。

这个很好理解，一个人心情不好时，就会产生肝气不舒的问题，中医称之为"横逆"。而肝是主血的脏器，血液对脾意义重大。如果脾血不足，就会升清无力，也就是说，脾血不足时，脾气就得不到保障，从而让人得不到营养物质的供应。

同时，肝气不舒，胃的吸收与消化也会失常，有医学研究表明：长期紧张、焦虑、压力过大的人患胃溃疡的概率要比普通人高几倍。因此，好心情是孩子脾胃的保护神。那家长应该从哪些方面做，才能给孩子一个快乐、轻松的成长环境呢？

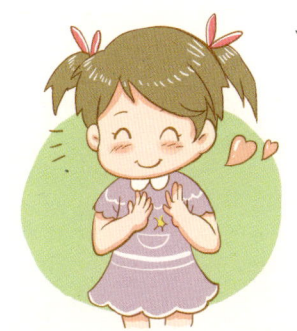

收起自己的坏脾气

当父母心情不好时，孩子总能感觉到，父母的脾气对孩子的心情有一种潜移默化的影响。如果孩子在压抑的氛围中进餐，往往会出现胃胀、腹痛甚至腹泻等问题。这就是脾胃与情绪的直接关系，聪明的父母应该在孩子面前收起自己的坏脾气与不好的情绪。

别给孩子过多的压力

当父母对孩子赋予过高的期望时，就会对他的学习、生活产生负累，孩子会从内心产生压力，这就容易让他气血紊乱，从而脾胃不调、食欲减退。

如果父母可以在以上两方面为自己的孩子建一道好心情的大门，将坏情绪拒之门外，就能养护好孩子的脾胃，让他健康成长了。

三、脾胃病，调理脾胃是关键

中医认为，"内伤脾胃，百病由生"。意思是说，如果孩子的脾胃受伤了，就很可能滋生各种疾病。要想孩子身体健壮不生病，调理脾胃是关键。

积食，别急着吃药

很多家长对孩子积食已经见怪不怪，尤其是节假日之后。每当孩子积食时，往往是用药物解决，其实这样的做法并不正确，解决积食还需要家长从调养脾胃入手。

学会辨别积食的症状

虽然对于很多孩子和家长而言，积食并不陌生，但依然有很多家长不知道如何正确辨别小儿积食，家长不妨参照以下 6 步快速判断孩子是否积食。

Step 1 闻口气	如果孩子的嘴里有酸腐味，则表明肠胃中的食物没有消化，可能会出现积食，严重的还会出现呕吐
Step 2 看舌苔	孩子的舌苔颜色变得比平时白，舌头中间出现一个硬币似的圆圈或者孩子整个舌头的舌苔全部变厚，这些都是积食的表现
Step 3 看嘴唇	如果孩子积食，食物在胃中积存，会积滞化热，表现在嘴唇上，就是使唇色变得很红。此外，手心、脚心也会发热，甚至出现体温升高
Step 4 查食欲	孩子食欲变差，没胃口，即使进食也会不消化，摸摸孩子的肚子会有满、胀的感觉，年龄大一些的孩子会说肚子胀或肚子痛

Step 5 查大便	家长可观察孩子的大便情况，次数增多，呈粘连状，且夹杂着未消化掉的食物，散发出如腐败的臭鸡蛋味儿，说明孩子积食了
Step 6 看睡眠	胃不和则卧不安。孩子睡觉翻来覆去，睡不踏实，出现哭闹或者牙齿紧紧地咬着，很可能是孩子积食了

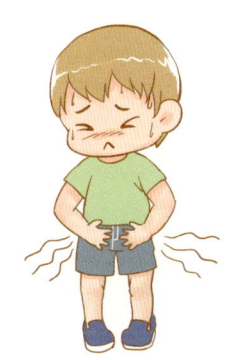

除了以上症状外，孩子积食时还可能会出现腹泻、恶心、呕吐、大便结块、小便短黄等表现，家长要仔细观察，掌握积食时容易出现的症状，早发现、早治疗。

消除积食，可避免高热、咽喉肿痛等后患

因为小儿积食很常见，所以很多家长会认为积食是小问题，其实如果积食不能及时消除，很可能引起高热、咽喉肿痛等后患。

有时候家长会说孩子没有打喷嚏、流鼻涕等症状，就无缘无故地发热了，其实没有明显外感致病因素的孩子，多半属于内伤发热，同时还可能伴有咽喉肿痛等症状。引起内伤发热的原因总结起来无非就是饮食积滞、情志不遂、肝气郁结等，其中饮食积滞是孩子内伤发热的主要原因。

中医认为，胃主收纳、脾主运化。如果孩子进食过量而积食，就会导致脾来不及将胃中的食物运化吸收排出，食物就会残留在胃肠道内，积滞时间长了就会化热，热蒸于内，孩子就会出现发热的症状。此外，胃肠道堆积的食物加重了消化负担，脾胃受损、功能失调，肺部的津气盛衰、肺脏功能也会受到影响，肺气上逆加之内热，咽喉肿痛也会随之而来。

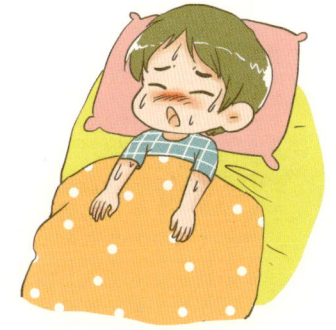

爱吃肉的孩子易积食

也许是偏爱肉的味道，也许是家长觉得肉更有营养，爱吃肉的孩子总比爱吃蔬菜的孩子多太多，甚至一口菜也不吃、"完全食肉型"的孩子也大有人在。但也有细心的家长发现，爱吃肉的孩子很容易积食，还爱上火，有时候晚上睡觉也不安稳，这让家长伤透了脑筋。

孩子的肠胃尚处于发育阶段，消化功能尚未健全，一次进食太多的肉很容易导致营养过剩，而且难以消化，就会产生积食。而且，过多肉类食物的摄入会增加油腻感，减慢胃肠蠕动，食物消化不完全而堆积，也会加重孩子的积食症状，还会造成脾胃损伤。此外，食积化热再加上孩子本就偏热的体质，就会出现阳盛火旺，也就是家长所说的上火。

积食上火就可能让孩子出现口角起疱、不肯吃饭、咽喉疼痛等状况，虽然看起来不是什么大毛病，但如果积食上火的同时受到外部侵扰，如风寒以及各类病毒，就会引发感冒、发热等病症，所以，家长要注意孩子的日常饮食，做到营养均衡。

调整孩子的饮食结构

现在很多孩子容易积食、脾胃虚，大多与吃肉过多有关。从一定程度上来说，肉类已经不是我们健康的必需品，过多的肉类反倒成了孩子健康的威胁，家长要有意识地调整孩子的饮食结构。当然，不是说孩子不能吃肉，肉类富含优质蛋白质和铁、锌等矿物质，对孩子的发育成长很重要。但也不能过多吃肉，偏爱任何某种食物，都有可能造成营养不良，对孩子的生长发育是非常不利的。

为此，家长要尽量帮助孩子养成营养均衡的饮食习惯，多吃一些易于消化吸收的清淡食物，不要一味纵容孩子吃高热量、高脂肪的食物，蔬菜、水果、蛋类等食物也要均衡摄入，保证营养全面，膳食平衡。

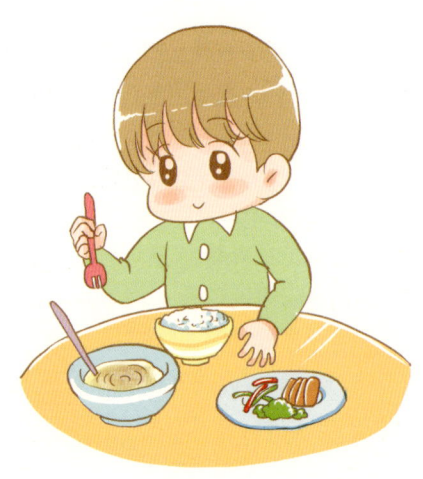

😊 吃点山楂当零食

山楂又名山里红，口味微酸，具有健脾开胃、消食化滞的功效。当孩子积食时，用山楂来消食祛积是一个很不错的选择。平常日子里，家长也可以为孩子做点含有山楂的食物当作小零食，有开胃、增加食欲的功效。不过山楂吃得对症可以消食化滞，吃得不对也可能引起伤胃的大问题，家长在制作时，要仔细对待。下面为家长介绍两个山楂的食用方法以供参考。

山楂饮：事先准备山楂片 10 克，大枣 5 枚以及蜂蜜适量。然后将山楂放进砂锅，焙至焦黄，大枣也可进行炒制，待表面呈深红色即可，然后将山楂片和大枣一起放进清水中大火煎煮，煮好后加入适量蜂蜜，稍微凉凉后直接饮用，每天 2 ~ 3 次，连喝两天就能缓解积食引起的不适。

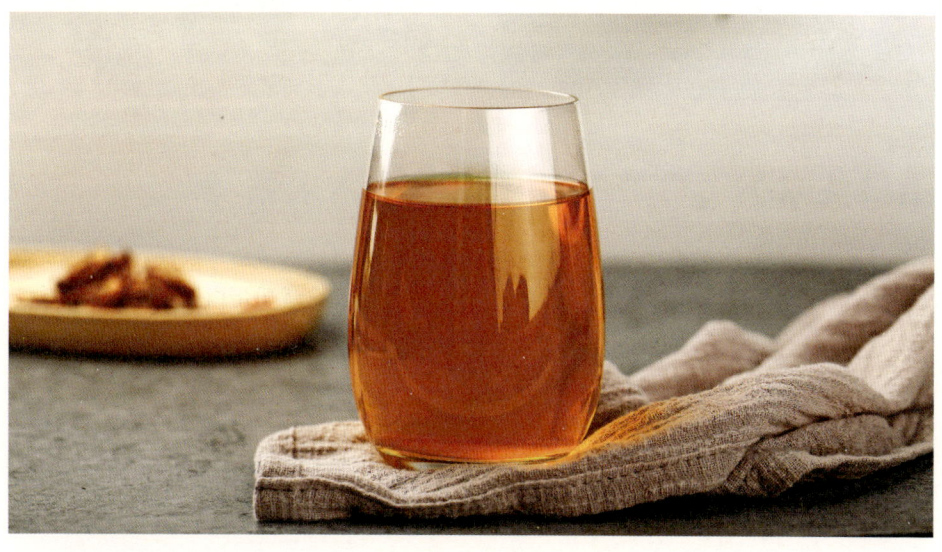

山楂梨丝：准备鲜山楂 100 克，雪梨 300 克，白糖少许。将山楂洗净去核，雪梨去皮去核，切成细丝。将白糖放进锅里，加适量清水熬至白糖溶化并且能拉丝时，放进山楂、梨丝翻炒均匀即可食用。这道零食一天一次，对食积不化、胃中积热有良好效果。

选购山楂时也有讲究。每年 8 ~ 10 月是山楂成熟的季节，家长不妨买一些回家。新鲜的山楂颜色亮红且肉质紧实，放在手里有坠手感，如果山楂颜色深红，捏起来很软，就表明山楂被采摘下来的时间较长，不宜购买。要是还想买一些干山楂片，要挑选皮色红艳、肉色嫩黄的，抓一些山楂片捏紧，松手后立即散开，说明比较干燥，可以放心购买。

需要提醒家长的是，山楂的功效在于治疗脾胃津液不足引起的积食，家长在给孩子食用时，要对孩子积食的原因有一个辨别，如果孩子是胃酸过多引起的消化不良，则不宜多吃山楂。

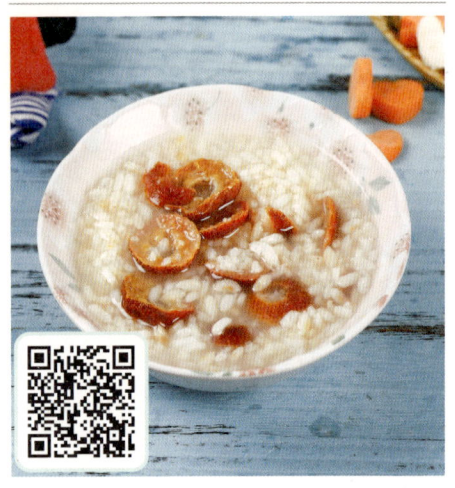

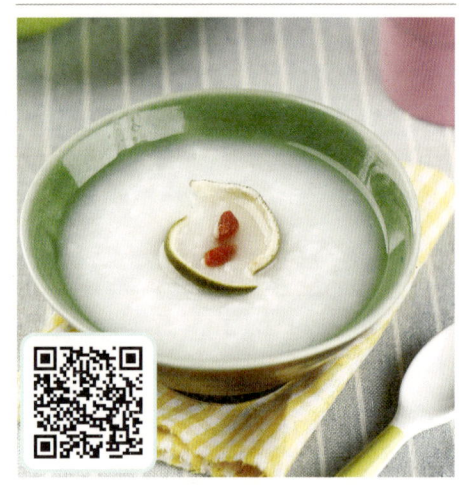

山楂焦米粥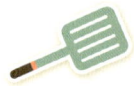

食材：大米 140 克，山楂干 30 克
调料：白糖 4 克

制作步骤：

1. 锅置火上，倒入备好的大米，炒出香味。
2. 转小火，炒至米粒焦黄，关火盛出，待用。
3. 砂锅中注入适量清水烧热，倒入炒好的大米，搅拌匀。
4. 盖上盖子，烧开后用小火煮至米粒变软，倒入山楂干，拌匀。
5. 继续用中小火煮约20分钟，至食材熟透，关火盛出。
6. 装在小碗中，撒上白糖，拌匀即可。

陈皮大米粥 ✎

食材：水发大米 120 克，陈皮 5 克

制作步骤：

1. 砂锅中注入适量清水，用大火烧热。
2. 放入备好的陈皮，搅拌匀，倒入洗好的大米，搅拌均匀。
3. 盖上锅盖，烧开后用小火煮约 30 分钟至大米熟软。
4. 揭开锅盖，持续搅拌一会儿。
5. 关火后盛出煮好的粥，装入碗中即可。

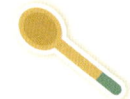

改善积食的生活护理法

很多孩子，尤其是上学的孩子，平时课业繁忙，到了休息的时候总是喜欢宅在家里，看电视、玩电脑。久坐不动，加上窝在沙发里看电视的姿势，都会使胃部受到压迫，脾胃的消化功能受到影响，积食自然会找上门来。因此，不要让孩子宅在家里，经常活动一下手脚是非常有必要的。

对于活泼好动的孩子来说，运动时要做好防护，家长要做好孩子的"保护神"，保护孩子不要受伤。邀请孩子和自己一起饭后散步或者练练亲子瑜伽都是很好的选择，有乐趣又安全。

· **饭后散步** 带动脏器和肢体运动，消化功能也会得到提升，食物被充分吸收，能有效预防积食。但不要饭后立即活动。散步的同时，家长还可以引导孩子双手重叠放于腹部，正反方向交替摩腹，每天边散步边摩腹20分钟左右，孩子的脾胃功能会有很大改善。

· **亲子瑜伽** 孩子在家长的协助下伸展身体，可以起到按摩内脏的作用，有强化消化系统功能，预防积食、消化不良等功效，同时还可以增强孩子的免疫力。锻炼时要根据孩子身体的实际情况，循序渐进，切不可过量练习。

如果时间允许，还可以去郊外走一走，全新的环境会让孩子有新鲜感，可以调动孩子的情绪，不但活动了身体，还能消食、呼吸新鲜空气，比起家里，郊外可以算是孩子的新乐园。

但家长要知道，孩子每次运动必须要有节制，不是说运动越多越好，过量运动会让孩子身体虚弱，从而伤到身体，也不利于脾胃。运动就是为了让孩子活动起来，不要长时间宅在家里。所以每天都尽量保证一定的活动量，如果家长实在没有时间，在做家务的时候也可以让孩子参与，他玩得开心，也就相当于运动了。

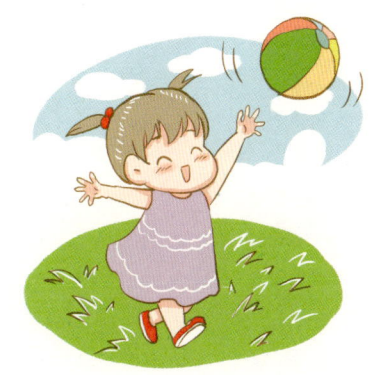

经络养护，缓解孩子的不适

积食主要是指小儿乳食过量，损伤脾胃，使乳食停滞于中焦所形成的胃肠疾患。家长可以给孩子进行相应穴位的按摩、针灸和刮痧，以帮助其消食化积、强健脾胃。在做经络养护时，常用到的穴位如下：

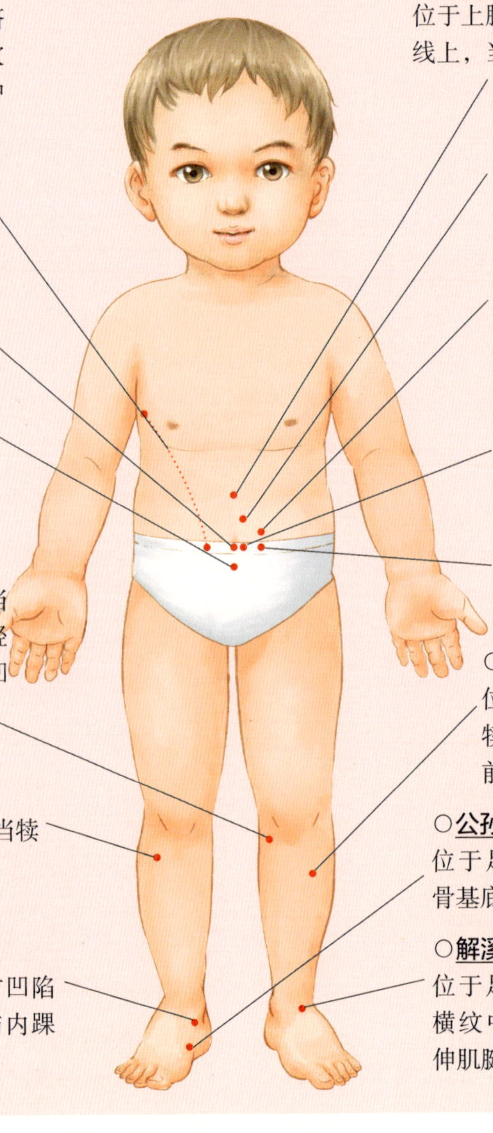

○**胁肋**
从腋下两胁到肚脐旁边2寸的天枢穴处，在幼儿按摩中称胁肋

○**神阙穴**
位于腹中部，脐中央

○**气海穴**
位于下腹部，前正中线上，当脐下1.5寸

○**阴陵泉穴**
位于小腿内侧，当胫骨内侧下缘与胫骨内侧缘之间的凹陷中

○**足三里穴**
位于小腿前外侧，当犊鼻下3寸

○**商丘穴**
位于足内踝前下方凹陷中，当舟骨结节与内踝尖连线的中点处

○**中脘穴**
位于上腹部，前正中线上，当脐上4寸

○**商曲穴**
位于上腹部，当脐中上2寸，前正中线旁开0.5寸

○**滑肉门穴**
位于上腹部，当脐中上1寸，距前正中线2寸

○**肓腧穴**
位于腹中部，当脐中旁开0.5寸

○**天枢穴**
位于脐中旁开2寸

○**上巨虚穴**
位于小腿前外侧，当犊鼻下6寸，距胫骨前缘一横指（中指）

○**公孙穴**
位于足内侧缘，当第一跖骨基底的前下方

○**解溪穴**
位于足背与小腿交界处的横纹中央凹陷中，当拇长伸肌腱与趾长伸肌腱之间

○**丰隆穴**
位于小腿前外侧，当外踝
尖上 8 寸，条口穴外，距
胫骨前缘二横指（中指）

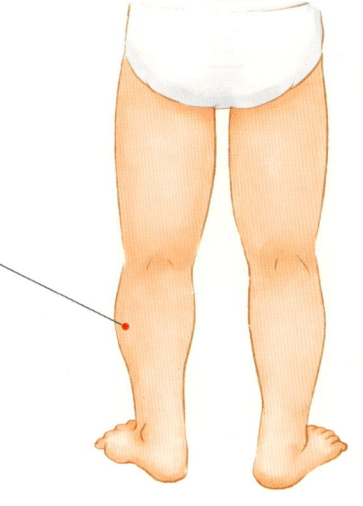

按摩疗法

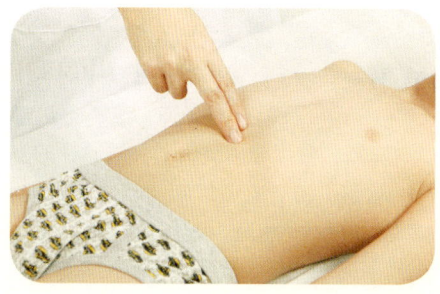

① 合并食指、中指，以两指指腹按
压中脘穴，以顺时针方向按揉
80 ~ 100 次。

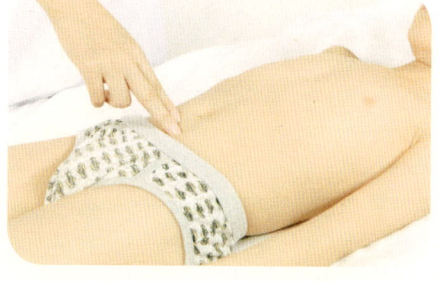

② 食指、中指指腹按压在气海穴上，
以顺时针方向揉按 80 ~ 100 次。

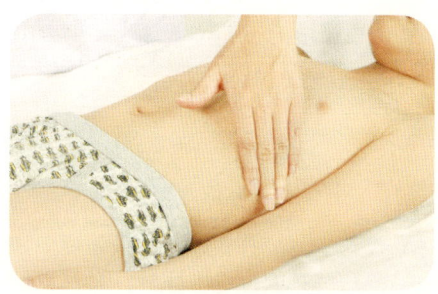

③ 用手掌从腋下推到天枢穴，力度适
中，推 50 ~ 100 次，对侧以同样的
方法操作。

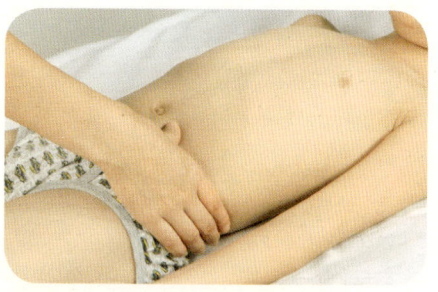

④ 拇指指腹按揉天枢穴 100 次，力度
适中。对侧以同样的方法操作。

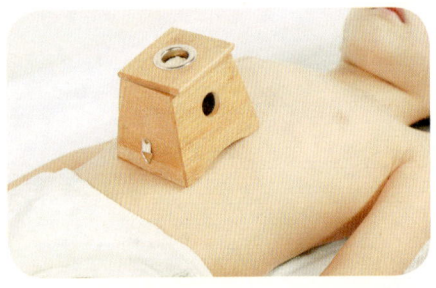

① 取一段艾条固定在艾灸盒顶盖上，点燃艾条一端放于艾灸盒内，将燃着的艾灸盒放于中脘穴和神阙穴上灸治10分钟，以穴位上皮肤潮红为度。

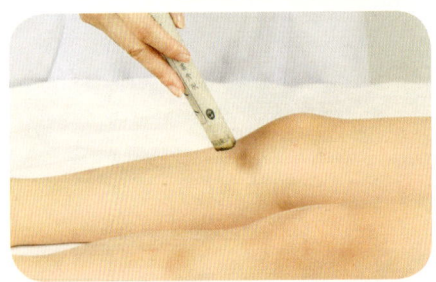

② 用打火机点燃艾条的一端，找到一侧阴陵泉穴，用艾条温和灸法灸治阴陵泉穴5～10分钟，以灸至局部皮肤稍有红晕为度，对侧以同样的方法操作。

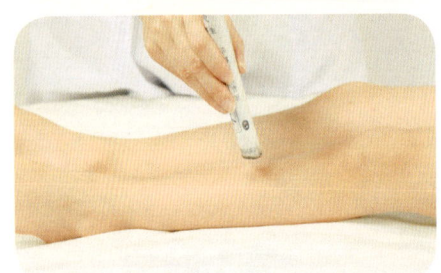

③ 找到一侧上巨虚穴，用艾条雀啄灸法灸治上巨虚穴10分钟，以灸至局部皮肤稍有红晕为度，对侧以同样的方法操作。

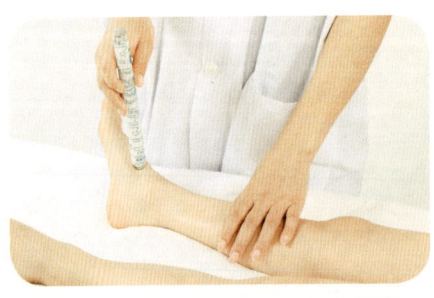

④ 找到一侧商丘穴，用艾条温和灸法灸治商丘穴3～5分钟，对侧以同样的方法操作。

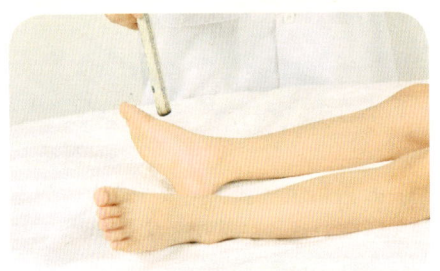

⑤ 找到一侧公孙穴，用艾条雀啄灸法灸治公孙穴3～5分钟，对侧以同样的方法操作。

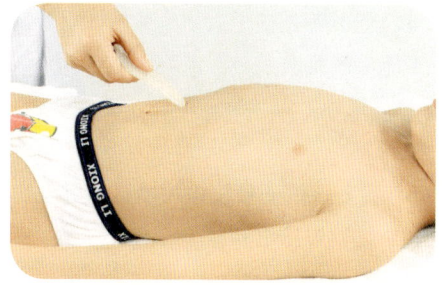

① 找到商曲穴，涂抹适量的经络油，用角刮法刮拭商曲穴 2 ~ 3 分钟，可不出痧，对侧以同样的方法操作。

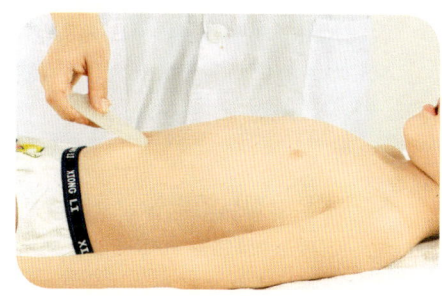

② 找到滑肉门穴，涂抹适量的经络油，用角刮法刮拭滑肉门穴 1 ~ 2 分钟，可不出痧，对侧以同样的方法操作。

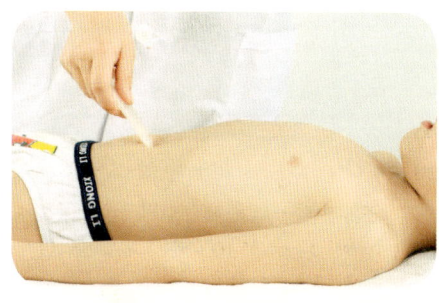

③ 找到肓腧穴，涂抹适量的经络油，用角刮法刮拭肓腧穴 1 ~ 3 分钟，可不出痧，对侧以同样的方法操作。

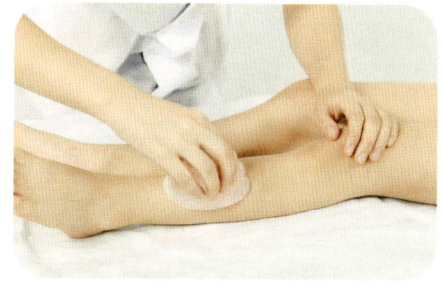

④ 依次找到同侧的足三里穴、上巨虚穴，涂抹适量的经络油，用面刮法从上向下刮拭足三里穴到上巨虚穴 20 次，力度略重，可不出痧，对侧以同样的方法操作。

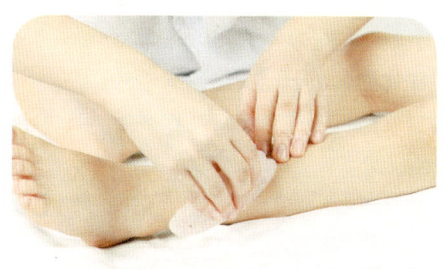

⑤ 找到一侧丰隆穴，涂抹适量的经络油，用面刮法从上向下刮拭丰隆穴，力度略重，刮拭 30 次，对侧以同样的方法操作。

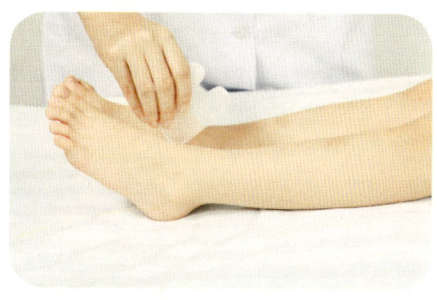

⑥ 找到一侧解溪穴，涂抹适量的经络油，用角刮法刮拭解溪穴，施以旋转回环的连续刮拭动作 30 次，对侧以同样的方法操作。

腹泻，不能一概而论

腹泻是由多病原、多因素引起的小儿常见病症，但并不是孩子大便偏稀就说明腹泻了，家长要根据排便的次数和大便性状来判断，不能一概而论。

不能刻意止泻

很多家长看到孩子腹泻、身体虚弱，出于担心就会给孩子采取止泻措施。其实，腹泻是肠道排泄废物的一种保护性反应，孩子通过腹泻可以排出病原体等有害物质。所以，腹泻并不一定就是坏事。

治疗腹泻的重点是找到引起腹泻的原因再对症下药，并不是单纯止泻，否则容易导致病原体、毒素、代谢物等滞留于肠内。例如孩子患有细菌性肠炎，其肠道内致病细菌造成肠黏膜损伤，引起脓血便，如果此时盲目止泻，肠道内大量细菌和毒素就会留在体内，有可能引起毒血症或败血症等病症。因此，家长在不知道病因的情况下，不要盲目止泻。

查找腹泻的原因

通常孩子腹泻分为感染性腹泻和非感染性腹泻，不同原因引起的腹泻症状各有不同，家长要学会区分辨别，找到腹泻原因。

· 感染性腹泻主要感染途径是消化道，由细菌、病毒等感染性因素引起。细菌感染性腹泻，大便中往往可见黏液，甚至脓血样物质，每次排便量并不多；病毒感染导致的腹泻，往往为稀水样大便，每次排便量很多。

· 非感染性因素引起的腹泻，大部分是食源性的。消化不良引起的腹泻，会表现为大便中有原始食物颗粒，不伴发热，偶有呕吐。过敏性腹泻，会在食用某食物后出现，多有反复，与进食有关。

此外，还有一种生理性腹泻，又称为"母乳性腹泻"，是由母乳中含有的致腹泻物质引起的，且从母乳喂养开始就有腹泻。但宝宝精神、食欲及体重增长等都正常，这种腹泻是正常的，可不做处理。

理性进食不强迫

孩子腹泻，与之联系紧密的就是饮食了，所以腹泻患儿的饮食是家长需要格外用心的。但有些妈妈认为，孩子不进食不就不拉了吗？其实，孩子不吃不喝，排泄是减少了，但病菌也排不出去了，病菌滞留体内，不但腹泻好不了，还会加重病情。所以孩子腹泻时，一定不能禁食。

不过，家长也不能强迫孩子吃东西，尤其是孩子没有食欲不想吃东西的时候，少量多餐甚至暂停一餐都是可以的。等孩子胃口转好后，家长再根据其具体情况准备食物。如果是正在添加辅食的患儿，可暂停辅食或减少喂食次数与辅食量，等孩子腹泻好了之后，再慢慢开始添加。如果是年龄稍大一些的患儿，家长可以给孩子准备一些清淡的、健脾养胃的食物，如米汤、稀粥、烂面条等。一定不要吃油腻食物，也不要吃高蛋白、高营养的食物，否则很可能会加剧腹泻，不利于孩子肠胃的修复。

注意补水，谨防脱水的发生

一般来说腹泻不是严重的病症，但在孩子呕吐和腹泻的过程中，因为细胞外液量多于细胞内液的体液特点，会丢失很多细胞外液，比成人更容易发生脱水，如果脱水现象严重，还有可能造成大脑损伤。因此，孩子腹泻后，家长务必要给孩子补充足够的水分。

家长必须注意，此时的补充水分并不是白开水，因为白开水中不含电解质，达不到补液的目的。家长可以自制补液水，即500毫升白开水中加入细盐1.75克、白糖10克，混合而成。对于尚未发生脱水的患儿，腹泻不久就开始喂自制补液水，可以防止或减少脱水。当患儿出现精神差，皮肤干燥，眼窝、前囟稍有凹陷，哭时有泪，口腔黏膜稍干燥，尿量稍减少等现象时，就说明孩子已经轻度脱水，家长更要坚持给孩子服用补液水，以缓解脱水症状。

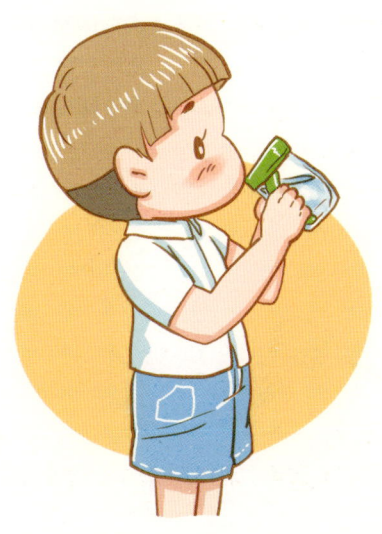

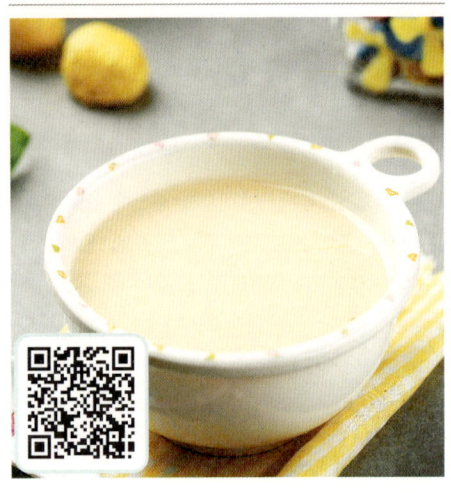

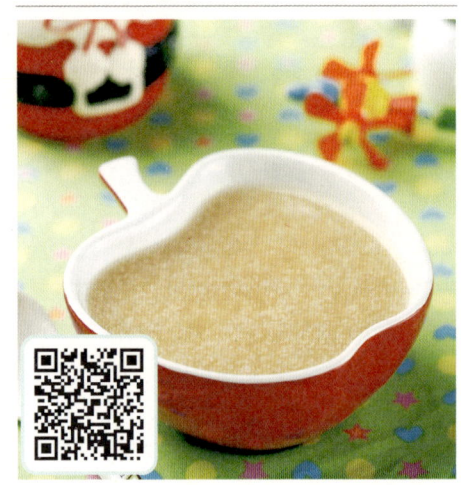

焦米汤

食材：大米 140 克

制作步骤：

1. 锅置火上，倒入备好的大米，炒出香味。
2. 转小火，炒至米粒呈焦黄色，关火后盛出。
3. 砂锅中注水烧热，倒入炒好的大米，搅拌匀。
4. 加盖，烧开后用小火煮约 35 分钟，至食材析出营养物质。
5. 揭盖，搅拌几下，关火后盛出煮好的米汤。
6. 滤在小碗中，稍微冷却后饮用即可。

苹果稀粥

食材：水发米碎 65 克，苹果 80 克

制作步骤：

1. 洗净去皮的苹果对半切开，去核，再切成小瓣，改切成丁。
2. 取榨汁机，倒入苹果丁，注入少许温开水，榨取果汁。
3. 断电后倒出苹果汁，滤入碗中，待用。
4. 锅中注水烧开，倒入备好的米碎，拌匀。
5. 加盖，烧开后用小火煮 30 分钟至熟。
6. 揭盖，倒入苹果汁，拌匀，再用大火煮 2 分钟，至其沸。
7. 关火后盛出煮好的稀粥即可。

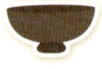

改善腹泻的生活护理法

有时候无论家长照顾得多么精心细致，孩子总会经历那么几次腹泻，而且大部分情况都是需要在家中遵循医嘱服药和护理就可以了。所以，家长掌握一些护理腹泻患儿的知识是很有必要的。

避免交叉感染

因为引发腹泻的原因分为感染性和非感染性，这也就要求家长在照护孩子的时候，注意避免发生交叉感染。在医院就诊时尽量不串病室、不坐他人床铺，以免病菌侵入孩子体内加重病情。对孩子的餐具、衣服、玩具等分类消毒，并保持清洁。此外，大多数感染性腹泻都是由于手接触了感染源，所以家长要加强对孩子个人卫生的监督，做到饭前便后洗洗手。

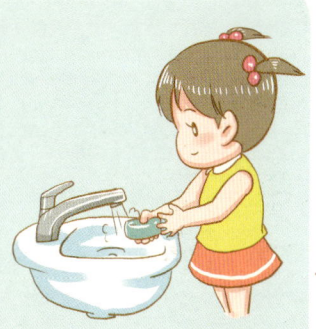

注意孩子的便后清洁

孩子皮肤娇嫩，尤其是婴幼儿，而腹泻时的大便不同于正常大便，酸性比较强，且大便次数多，如果不及时清洁孩子的皮肤就会产生刺激，因此孩子每次大便后，家长都要把孩子整个臀部及外阴部冲洗干净，并用清洁干燥的软毛巾吸干水分，再涂抹上凡士林或其他润肤露。如果是年龄较小的孩子，需换上清洁、柔软的尿布，这样可以有效防止发生臀红以及泌尿系统感染。如果已经形成红屁股，可涂抹鱼肝油。

认真观察孩子的病情变化

家长在做好以上护理的时候，还要细心观察孩子的病情变化，尤其是孩子腹泻及呕吐的次数；大便的性状，如大便颜色、有无黏液等；孩子的精神状态，是否烦躁、嗜睡等；小便的频率以及尿量的多少，是否有口干、口渴等脱水现象。

需要特别提醒家长的是，经过观察后，如果发现孩子有病情加重的现象，或者孩子大便量多且呈水样便，甚至用肉眼就可以看见大便中的黏液或血丝，应立即送医，以免病情加重，耽误治疗。

经络养护，缓解孩子的不适

中医认为，脾胃功能失调，无法正常运化水湿，就会导致水湿滞留在体内，进而形成腹泻，因此预防孩子发生腹泻还需强健脾胃。利用穴位在不同理疗方法中的配伍，进行按摩、艾灸等经络养护，有助于预防小儿腹泻，常用的穴位如下：

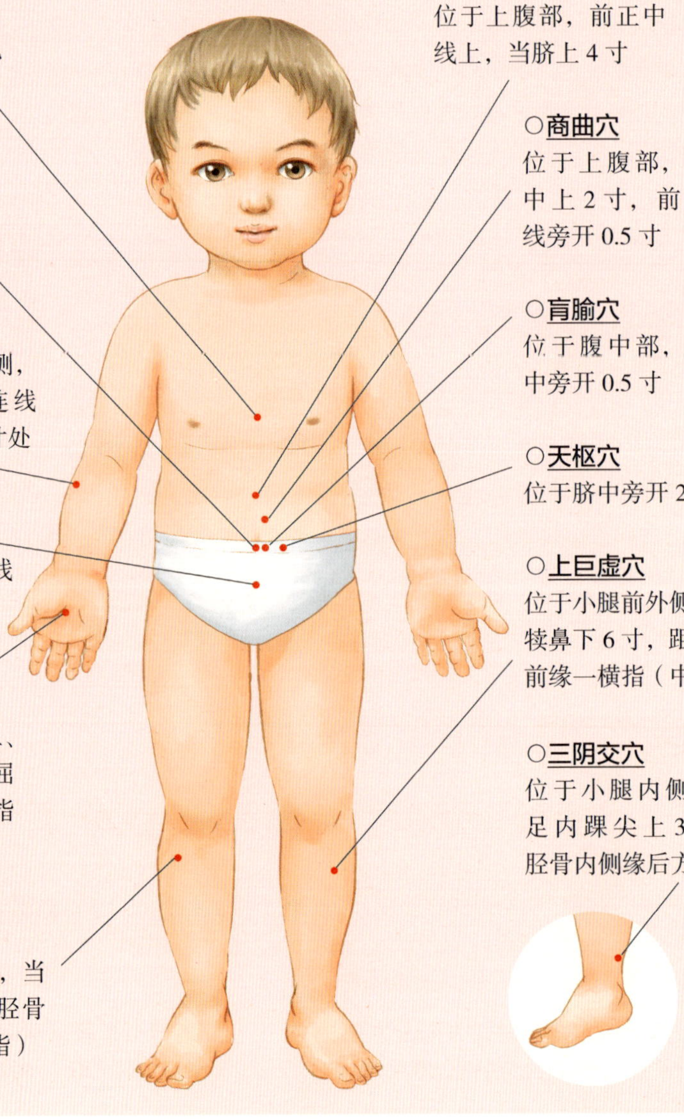

○**膻中穴**
位于前正中线上，平第四肋间，两乳头连线的中点

○**神阙穴**
位于腹中部，脐中央

○**上廉穴**
位于前臂背面桡侧，当阳溪与曲池连线上，肘横纹下3寸处

○**关元穴**
位于腹部正中线上，脐下3寸处

○**劳宫穴**
位于掌心，当第二、三掌骨之间，当屈指握拳时，中指指尖所点处

○**足三里穴**
位于小腿前外侧，当犊鼻下3寸，距胫骨前缘一横指（中指）

○**中脘穴**
位于上腹部，前正中线上，当脐上4寸

○**商曲穴**
位于上腹部，当脐中上2寸，前正中线旁开0.5寸

○**肓腧穴**
位于腹中部，当脐中旁开0.5寸

○**天枢穴**
位于脐中旁开2寸

○**上巨虚穴**
位于小腿前外侧，当犊鼻下6寸，距胫骨前缘一横指（中指）

○**三阴交穴**
位于小腿内侧，当足内踝尖上3寸，胫骨内侧缘后方

○脾腧穴
位于背部，当第
十一胸椎棘突下，
旁开 1.5 寸

○胃腧穴
位于背部，当第
十二胸椎棘突下，
旁开 1.5 寸

○肾腧穴
位于背部，当第二
腰椎棘突下，旁开
1.5 寸

○大肠腧穴
位于腰部，当第四
腰椎棘突下，旁开
1.5 寸

○小肠腧穴
位于骶部，当骶正
中嵴旁 1.5 寸，平第
一骶后孔

按摩疗法

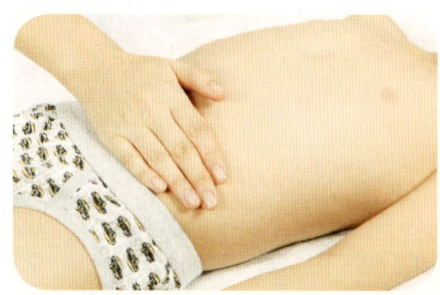

① 用手掌先顺时针方向再逆时针方向摩
腹 5 分钟。

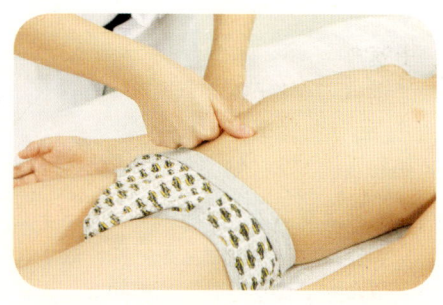

② 用拇指指腹揉按神阙穴 5 分钟。

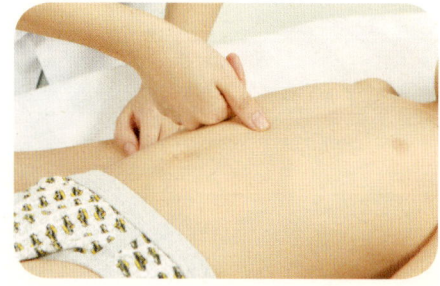

③ 用拇指指腹以顺时针方向分别按揉
中脘穴、天枢穴，各按揉 20 ～ 30 次。

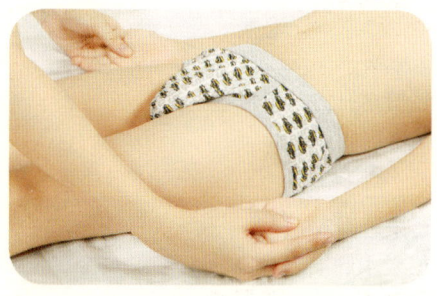

④ 用拇指指腹以顺时针方向按揉劳宫
穴，按揉 20 ～ 30 次。

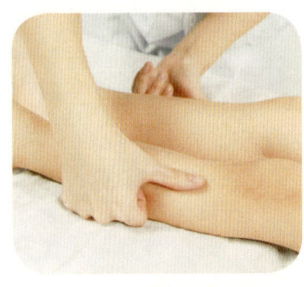 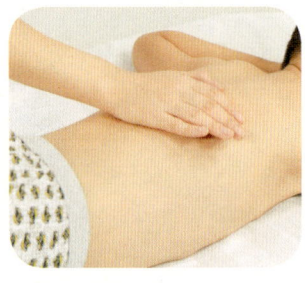 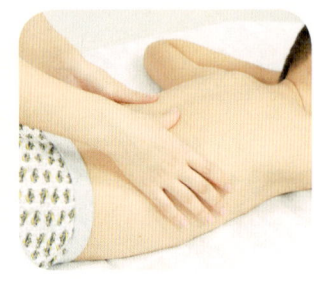

⑤ 用拇指指腹以顺时针方向按揉足三里穴，按揉20～30次。

⑥ 搓热双掌后顺时针揉按脾腧穴、胃腧穴，揉按5分钟，以透热为度。

⑦ 用拇指指腹点按胃腧穴和脾腧穴，以每秒1～2次的频率，每穴点按2分钟。

艾灸疗法

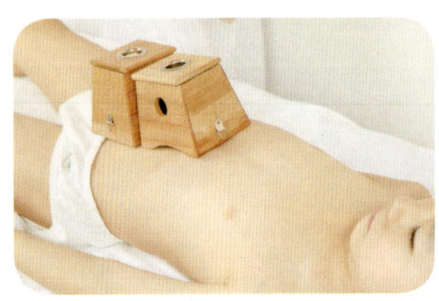 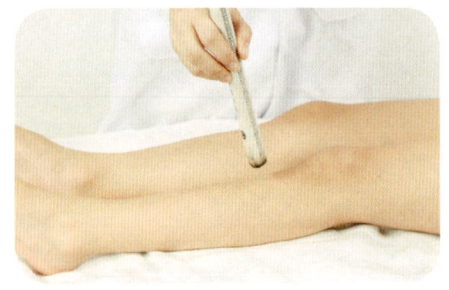

① 取一段艾条（约5厘米），固定于艾灸盒顶盖上，点燃艾条一端，放于艾灸盒内。找到中脘穴、神阙穴、天枢穴、关元穴。将两个燃着的艾灸盒放于这些穴位上灸治10分钟，以穴位上皮肤潮红为度。

② 用打火机点燃艾条一端，找到同侧足三里、上巨虚穴，用艾条回旋灸法灸治足三里穴和上巨虚穴10分钟，对侧以同样的方法操作。

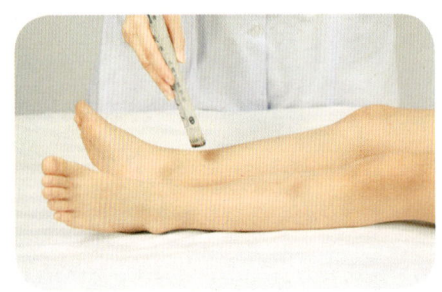 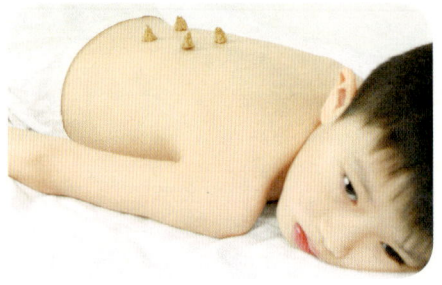

③ 找到一侧三阴交穴，用艾条温和灸法灸治三阴交穴10分钟。对侧以同样的方法操作。

④ 找到脾腧穴、肾腧穴，涂抹适当的凡士林后，点燃艾柱，将燃着的艾柱放置在脾腧穴和肾腧穴上灸治3～4炷。

刮痧疗法

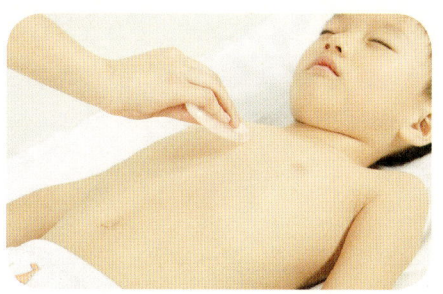

① 找到膻中穴，涂抹适量经络油，用角刮法刮拭膻中穴 1 ~ 3 分钟，刮拭力度不可太重，皮肤潮红即可。

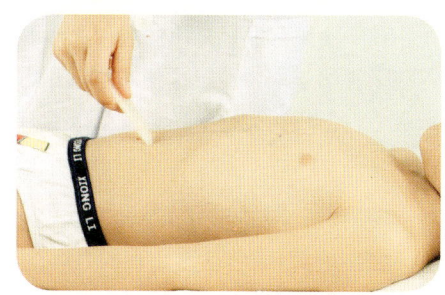

② 找到肓腧穴，涂抹适量经络油，用角刮法刮拭一侧肓腧穴 1 ~ 3 分钟，可不出痧，对侧以同样的方法操作。

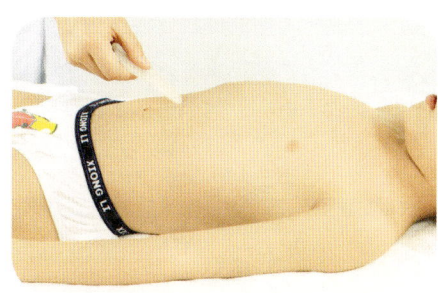

③ 找到商曲穴，涂抹适量经络油，用角刮法刮拭一侧商曲穴 2 ~ 3 分钟，可不出痧，对侧以同样的方法操作。

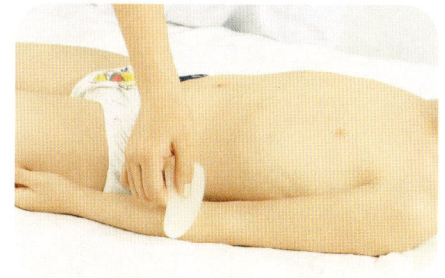

④ 找到上廉穴，涂抹适量经络油，用面刮法从上向下刮拭上廉穴 1 ~ 2 分钟，对侧以同样的方法操作。

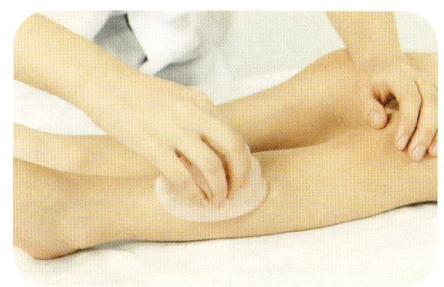

⑤ 找到足三里穴，涂抹适量经络油，用刮痧板刮拭足三里穴 10 ~ 20 次，至皮肤潮红发热即可。对侧以同样的方法操作。

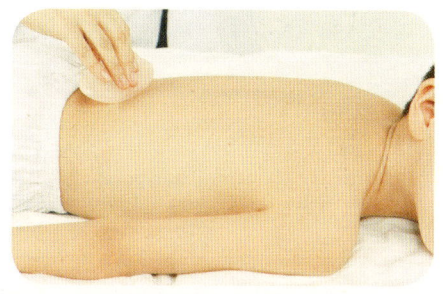

⑥ 找到大肠腧穴、小肠腧穴，涂抹适量经络油，用角刮法由上至下刮拭大肠腧穴到小肠腧穴 20 次，力度适中，以皮肤潮红发热为度。

便秘，得脾胃同补

孩子便秘以后，排出的大便又干又硬，刺激肛门，让孩子感到疼痛，日复一日使得孩子害怕排便，而且排便时不敢用力，这样使肠道内的粪便更加干燥，排便更难，形成恶性循环。父母要注意观察孩子的排便情况，对便秘及早发现、及早调理。

排便周期长，不一定是便秘

便秘是孩子身上容易出现的毛病，并且有较大的危害，可以造成孩子腹胀、腹痛、呕吐、厌食、进食困难、精神状态不佳或烦躁，严重的便秘还可引起发育缓慢，甚至停滞等。

许多父母不懂得如何判断孩子是不是便秘了，一旦发现孩子一天没大便，就怀疑是便秘了。在孩子排便问题上，父母可能觉得要按照一天一次或两天一次这样的频率才是正常的。一旦排便间隔周期长，父母就会很担忧。

事实上，排便周期长，不一定是便秘。对于孩子来说，大便的性状比便次更重要。比如，孩子几天没有大便，可排出的大便仍然成形，不干不硬颜色正常，孩子也不感到排便困难，并且精神状态、食欲均良好，家长就不需要过于担心。但如果孩子排便间隔周期比较久，排出的大便又干又硬，并且孩子感到排便费劲，那就是便秘了。假如孩子天天排便，可是大便是干硬的球状，而且排出时很困难，那也是便秘。因此，便秘不是以排便间隔时间为判断标准的，而是以大便干结、排便费劲为依据。具体要怎么判断，可以通过下面的表格来了解。

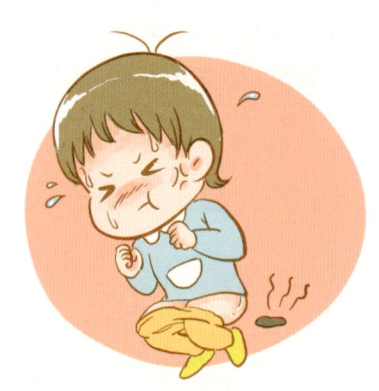

观察重点	便秘征兆
排便频率	孩子排便的次数比平时明显减少，尤其是 3 天以上都没有大便
是否腹胀	肚子胀起并可摸到硬块，有时会感觉肚子疼
动作表现	抗拒去厕所、出现夹脚、坐卧不安、抓住屁股或类似动作时却没排便
食欲	吃得比原来少，没胃口，甚至呕吐
体重情况	体重降低或一段时间内不增加
大便性状	排出的大便干燥、坚硬，像羊粪粒
排便是否费力	排便要特别用力，小脸憋得通红，并感觉疼痛，甚至会肛裂出血

小儿便秘的原因

导致孩子便秘的原因很多，除了肛裂、先天性巨结肠、结肠冗长症等原因之外，绝大多数孩子的便秘都是饮食出问题导致的，可能是因为积食，也可能是因为饮食结构不合理。但在中医看来，便秘之源，都是在脾胃。

胃肠燥热引起孩子便秘

在中医里，热就是火，胃肠燥热说的就是孩子的胃肠里有火了，这与饮食结构不合理关系密切。很多孩子不爱吃蔬菜、水果，就爱吃肉、汉堡、零食等肥甘厚味的食物，而且没有节制。孩子脾胃又弱，吃下去的食物无法及时消化，积在胃里就会腐败，发酵化热，胃火向下传到大肠，肠热会伤及津液，大肠就会吸收粪便中的水分，使粪便干结，难以排出。

脾胃虚弱引起孩子便秘

中医认为，胃主降浊而脾主升清，食物经过胃腐熟之后，通过胃气的通降，下行至小肠，由小肠负责泌别清浊，清者交由脾，通过脾气的升发，输送到全身各处；浊者则下注大肠或膀胱，通过大小便排出。脾和胃的一升一降，完成了食物从消化道排泄的全过程。

如果父母平时不注意养护孩子的脾胃，孩子一旦脾胃虚弱，就会造成脾胃的升降功能失常，糟粕下传受阻，且大肠缺乏足够的动力将粪便排出体外，消化后的食物残渣、糟粕就会停滞在大肠内，从而导致孩子便秘。

脾胃互为表里，脾虚容易引起胃虚，而胃虚又容易导致脾的运化能力不足，二者出现任意一种，都会导致孩子便秘，所以治疗孩子便秘得脾胃同补。

分清实秘与虚秘

根据主要病因，中医把孩子便秘分为实秘和虚秘。饮食不当、胃肠燥热引起的便秘多为实秘，而脾胃虚弱引起的便秘多为虚秘。

实秘	虚秘
孩子大便干结，呈羊粪状；排便困难，严重的会肛裂出血；排便间隔周期长，数天才排一次；排便时伴有腹痛、腹胀；孩子出现烦躁哭闹，口干口臭，舌红苔黄等。	孩子大便可能不干结，但排出困难，伴有面色苍白、神疲乏力、咽干口渴、舌红少苔或者地图舌。

🌸 保证孩子的每日饮水量

孩子要是喝水不足造成身体缺水，大便中的水分就会被大肠吸收，使大便变得干燥，造成孩子便秘。要想预防和调理孩子便秘，父母必须保证孩子每天的饮水量。

给孩子喝白开水

白开水是适合孩子的饮用水，能及时清除人体在代谢过程中产生的废物，提高人体的耐受力和抗病能力。有的孩子不爱喝白开水，父母就用果汁代替，这种做法是不可取的。虽然适当饮用果汁对孩子身体健康有好处，但绝不能用它来代替平常的饮水。喝太多果汁容易造成孩子食欲不振，食物摄入量少，食物残渣就会减少，就不能够刺激大肠蠕动，从而加重便秘。

给孩子喝足量的水

通常孩子每天每千克体重需120～150毫升水，夏天天热孩子出汗多的时候，可以适量给孩子多喝点水。但水也不是喝得越多越好，喝进去的水超过孩子身体的需水量，只会加重脾肺的负担，使孩子脾肺功能发挥受影响，无助于改善便秘。

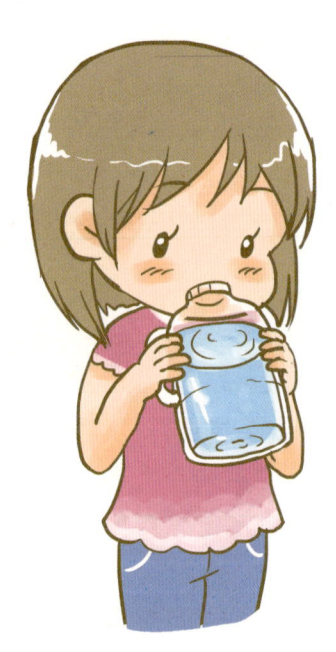

让孩子按时喝水

喝水也要有个大致的时间，应避免要么一天不喝，要么一次喝很多，也不要让孩子等到口渴再喝。日常生活中最好让孩子每两小时左右就喝100～200毫升的水。

🌸 保证蔬菜的进食量

孩子便秘时，父母不能迁就孩子的饮食偏好，而是要保证孩子多吃富含膳食纤维的蔬菜，如菠菜、白菜、甘蓝、芹菜、西蓝花、胡萝卜、洋葱、南瓜等，以增加肠道内的纤维素，刺激胃肠蠕动，促进大便排出。

要让不爱吃蔬菜的孩子乖乖地把蔬菜吃进去也需要父母多下功夫。如果孩子还小，最好在1岁以前，就让他品尝到不同口味的蔬菜，长大以后对各种蔬菜的味道就会更容易接受。如果孩子大了，已经能听懂道理了，父母就要多给孩子讲吃蔬菜的好处，耐心引导；在烹调方法和品种搭配上多动脑筋，引起孩子的兴趣；做父母的也要以身作则，自己保证每天吃蔬菜。

饮食不要过精过细

随着生活水平的提高，人们日常生活中鸡、鸭、鱼、肉等荤食吃得越来越多，谷类食物吃得越来越少。许多父母给孩子吃的食物更是精细，每天的主食都是精加工的谷物，因为精白米、精白面制成的食品口感好，吃后容易消化，孩子也更爱吃。

由于饮食过于精细少渣，膳食纤维的摄入量减少，没有足够的食物残渣来刺激肠道蠕动，造成肠道蠕动缓慢、排便不畅，就很容易使孩子形成便秘。因此，不管是从便秘的预防还是调理的角度来说，给孩子的饮食都不要过于精细，要注意给孩子吃些玉米、小米、紫米、燕麦等谷物，还有黄豆、绿豆等各种豆类，另外在煮米饭的时候，可以增加一些土豆、红薯、山药等薯类。因为这类粗粮、杂粮消化后残渣多，可以增加对肠道的刺激，加速大便排出。

当然粗粮和杂粮也不是吃得越多越好，由于粗粮中含有丰富的膳食纤维，而孩子肠胃功能比较弱，食用过多的话容易导致胃胀、胃酸，也容易造成营养吸收不平衡。一般来说，孩子每天食用的粗粮不宜超过100克，还要讲究粗细搭配，比如做馒头时在面粉中加玉米粉或黄豆粉，将燕麦片煮熟后，加牛奶、葡萄干、苹果丁等做成水果燕麦羹。这样既保证了膳食纤维的摄入，又能激发孩子的食欲。

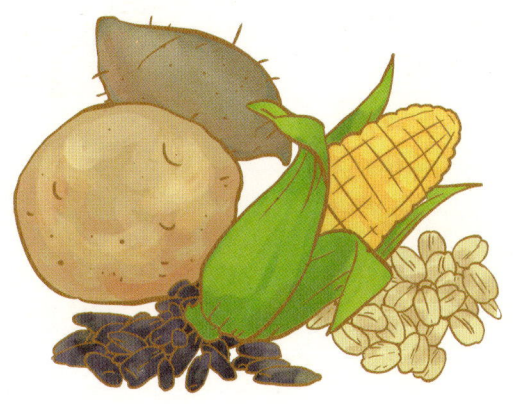

补铁勿过量

铁虽然对孩子的生长发育至关重要，但补铁也并非多多益善。过量补铁会导致孩子体内铁元素水平过高，多余的铁元素会与肠道内的硫化氢结合成硫化铁，而减少硫化氢对肠道壁的刺激，使得肠胃的蠕动变慢，再加上反应形成的硫化铁会使肠道壁收敛，不利于大便的运行，就造成了孩子便秘的情况。

因此，一般不建议父母给便秘的孩子服用含铁的营养品。如果孩子确实缺铁，应在医生的指导下选用补铁制剂进行补充，谨防过量补铁。注意，在服用铁剂的同时，不宜喝牛奶。

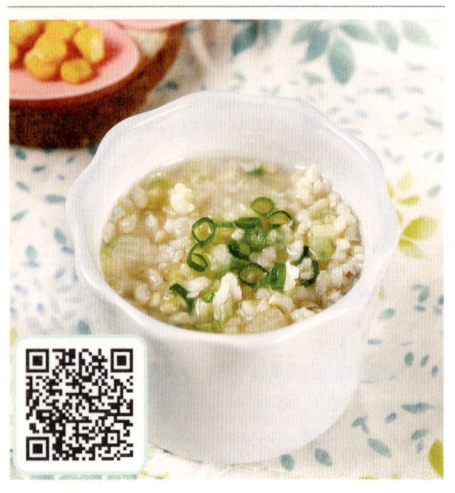

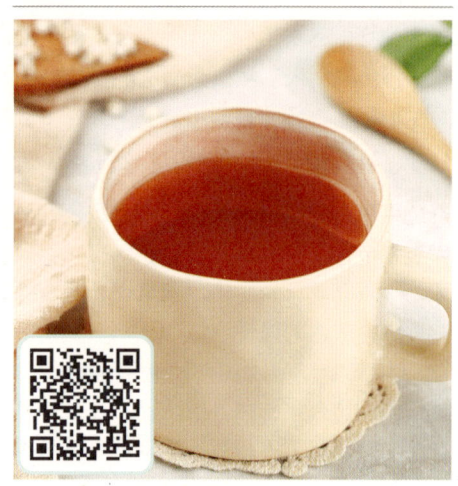

芹菜糙米粥

食材： 水发糙米 100 克，芹菜 30 克，葱花少许

制作步骤：

1. 洗净的芹菜切碎，待用。
2. 砂锅中注入适量的清水烧热。
3. 倒入水发糙米，拌匀。
4. 盖上锅盖，大火煮开后转小火煮 45 分钟至米粒熟软。
5. 掀开锅盖，倒入芹菜碎，搅拌匀。
6. 将煮好的粥盛入碗中，撒上葱花即可。

薏米通便茶

食材： 水发薏米 40 克，干山楂 20 克，陈皮 8 克，荷叶 4 克

调料： 蜂蜜 12 克

制作步骤：

1. 砂锅中注入适量清水烧开。
2. 放入洗净的食材，搅拌匀。
3. 盖上盖，煮沸后用小火煮约 20 分钟，至薏米熟透。
4. 揭盖，搅拌一小会儿，关火后盛出煮好的薏米茶。
5. 滤取茶汁，装入杯中，加入蜂蜜拌匀，趁热饮用即可。

改善便秘的生活护理法

除了调整孩子的饮食结构，恰当的生活护理对预防和改善孩子便秘也很重要。这需要父母在平时生活中给予孩子更多精心的照顾。

让孩子养成良好的排便习惯

孩子 1 岁半以后，父母要逐渐培养孩子定时排便的良好习惯。可以在孩子三餐结束或者喝奶后的 5 ~ 10 分钟，让孩子坐一下便盆，试着排便；要注意室内温度及便盆的舒适度，以免孩子对坐便盆产生抗拒；同时要确保孩子正确地坐在便盆上，要坐直，这样肛管也是直的，有利于大便排出。开始时，父母可以陪伴孩子排便，每次 10 分钟左右，在孩子排便的过程中给予诱导、鼓励，帮助孩子养成良好的排便习惯。

让孩子养成良好的作息习惯

如果孩子生活没有规律，中午不睡觉，晚上十一二点还在玩耍，长期如此，就会引起阴虚阳亢，伤害脾胃，进而导致或加重便秘。所以，父母要注意让孩子养成良好的作息习惯。可以和孩子一起制订出一个合理的作息计划，平时遵照执行，让孩子慢慢养成规律的作息。同时父母也要以身作则。

增加孩子的活动量

孩子便秘以后，父母应当适当增加他的活动量。活动量大，体能消耗增多，胃肠蠕动增加，排便情况也会得到相应的改善。如果孩子还小，不能独立行走、爬行，父母要多抱抱他，并适当辅助他做一些手脚伸展、侧翻、滚动的动作，以此增大孩子的活动量。孩子会走会跑了以后，父母可以在天气好的时候引导孩子多进行户外活动，如去公园散步、跑步、打球等，加速肠胃对食物的消化。

慎用开塞露

孩子便秘时，父母不要一开始就急着给孩子用开塞露。挤开塞露让孩子通便不能解决根本问题，而且容易让孩子产生依赖性，害怕排便产生的疼痛，不挤开塞露就不排便，有了便意也憋着，导致粪便在肠道里存留过久，水分被吸收，变得更加干硬，排便更加困难，最终形成恶性循环。

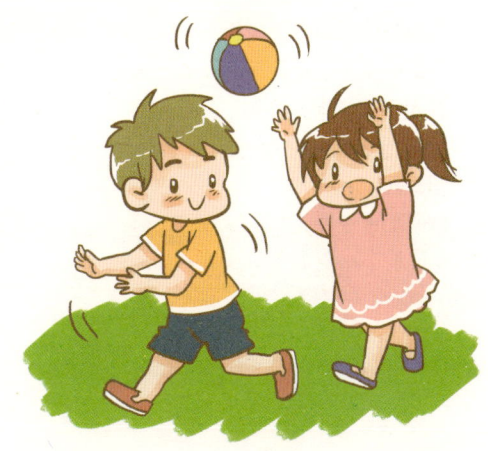

😊 经络养护，缓解孩子的不适

　　中医认为便秘的病位在大肠，并与脾胃、肺、肝、肾密切相关。以下穴位重在清利肠腑，侧重防治脾胃诸疾，兼调理肺肝肾，理性选择，有助于缓解孩子便秘。做经络养护时常用的穴位如下：

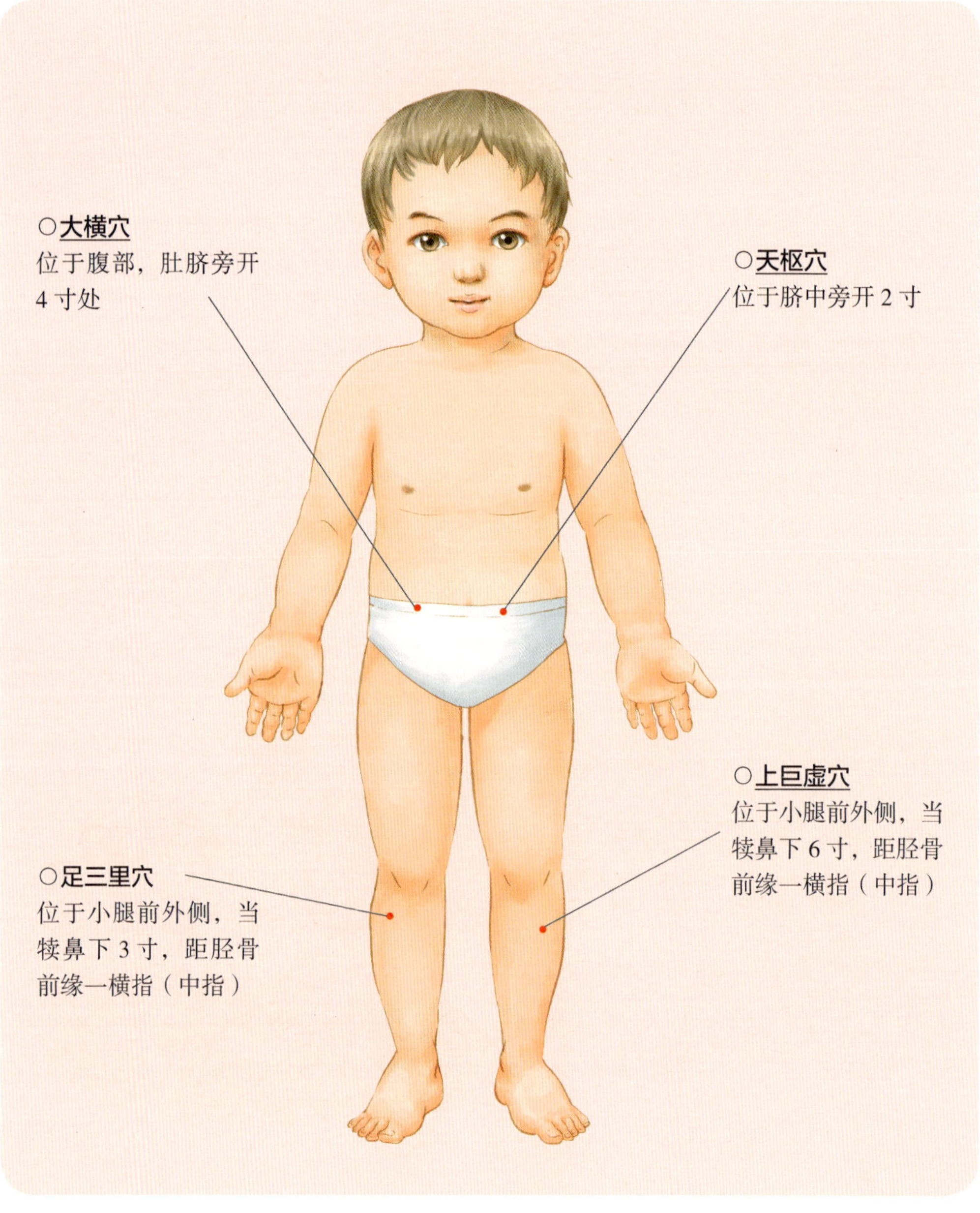

○大横穴
位于腹部，肚脐旁开
4寸处

○天枢穴
位于脐中旁开2寸

○上巨虚穴
位于小腿前外侧，当
犊鼻下6寸，距胫骨
前缘一横指（中指）

○足三里穴
位于小腿前外侧，当
犊鼻下3寸，距胫骨
前缘一横指（中指）

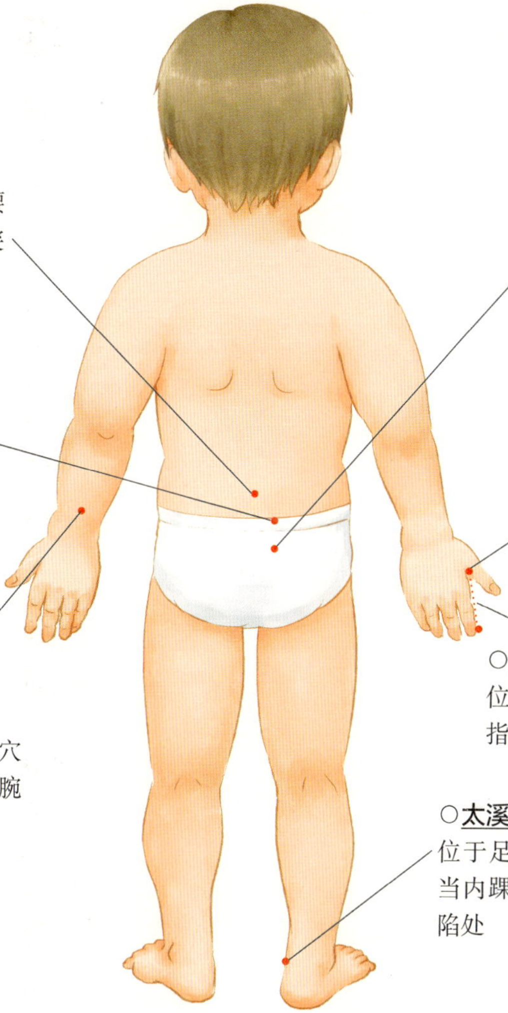

○命门穴
位于背部，第二腰
椎与第三腰椎棘突
之间

○小肠腧穴
位于骶部，当骶正
中嵴旁 1.5 寸，平
第一骶后孔

○合谷穴
位于虎口，当第
一、第二掌骨间的
凹陷处

○大肠腧
位于腰部，当第
四腰椎棘突下，
旁开 1.5 寸

○支沟穴
位于前臂，当阳池穴
与肘尖的连线上，腕
背横纹上 3 寸

○大肠经
位于食指桡侧缘，自
指尖至虎口成一直线

○太溪穴
位于足内侧，内踝后方，
当内踝尖与跟腱之间的凹
陷处

按摩疗法

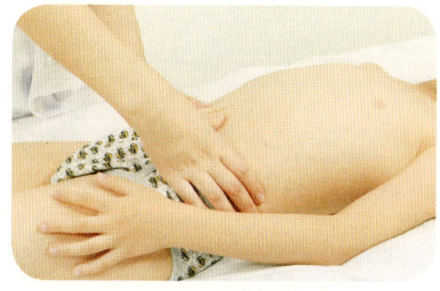

① 用拇指揉按两侧天枢穴，每穴各揉按
1 分钟。

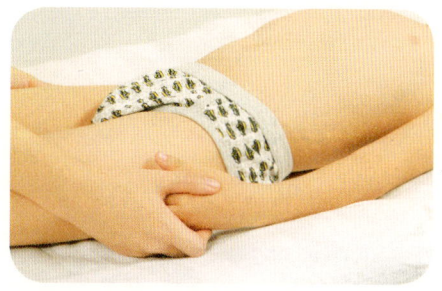

② 用拇指揉按两侧合谷穴，每穴各揉
按 1 分钟。

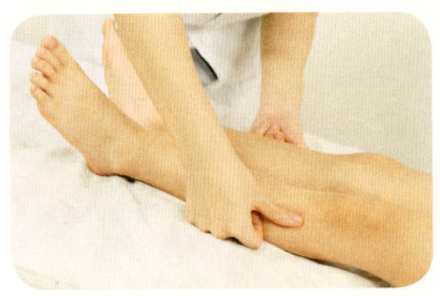

③ 用拇指揉按两侧足三里穴，每穴各揉按 1 分钟。

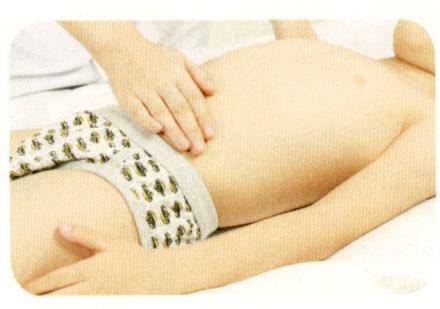

④ 搓热双掌，放在患儿的腹部上，以肚脐为中心，围绕肚脐顺时针揉按 10 次。

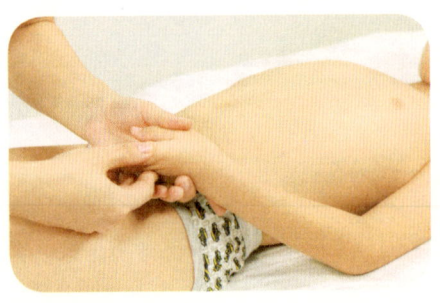

⑤ 用拇指指腹推按大肠经，称为清大肠，推按 10 次。对侧以同样的方法操作。

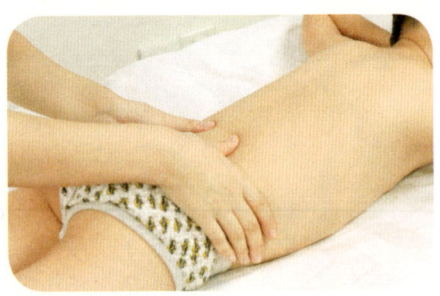

⑥ 用拇指指腹顺时针方向揉按大肠腧穴，揉按 1 分钟即可。

艾灸疗法

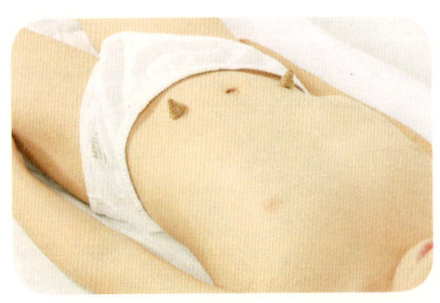

① 用打火机将艾柱点燃，找到大横穴，涂抹适当的凡士林后，将燃着的艾柱放置在大横穴上灸治 3 ~ 4 炷。

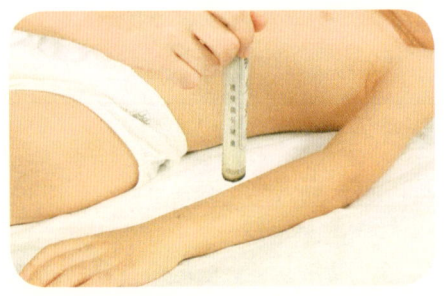

② 用打火机将艾条点燃，找到一侧支沟穴，用艾条温和灸法灸治支沟穴 10 分钟。对侧以同样的方法操作。

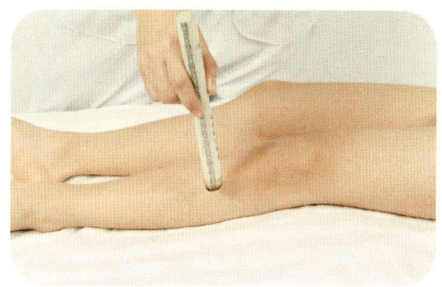

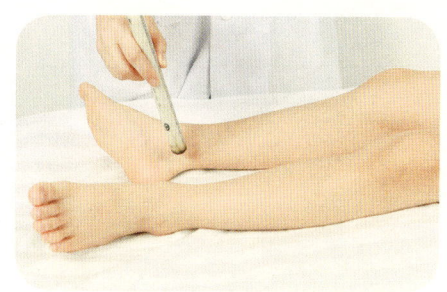

③ 找到一侧足三里穴，用艾条温和灸法灸治足三里穴10分钟。对侧以同样的方法操作。

④ 找到一侧太溪穴，用艾条温和灸法灸治太溪穴10分钟。对侧以同样的方法操作。

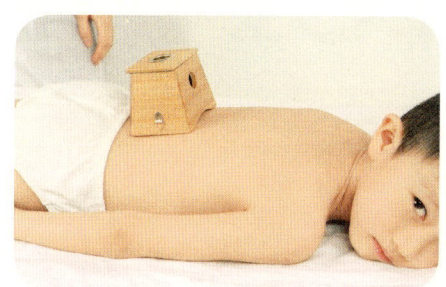

⑤ 取一段艾条（约5厘米），固定于艾灸盒顶盖上，点燃艾条一端，放于艾灸盒内。找到命门穴、大肠腧穴，将燃着的艾灸盒放于命门穴和大肠腧穴上灸治10分钟，以穴位上皮肤潮红为度。

刮痧疗法

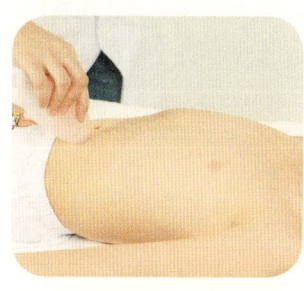

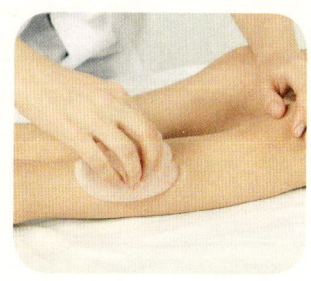

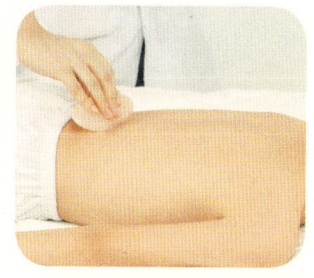

① 找到天枢穴，涂抹适量经络油。用角刮法从上而下刮拭两侧天枢穴20次，以皮肤出痧为度。

② 依次找到同侧足三里穴、上巨虚穴，涂抹适量经络油。用角刮法从上往下刮拭足三里穴到上巨虚穴20次，力度略重，可不出痧。对侧以同样方法操作。

③ 找到大肠腧穴、小肠腧穴，涂抹适量经络油。用面刮法由上至下刮拭大肠腧穴到小肠腧穴20次，力度适中，以皮肤潮红发热出痧为度。

Chapter 4

促进骨骼生长，
孩子长高个、不掉队

孩子的身高一直是父母的忧虑，生怕因为"低人一等"影响了孩子的大好前程。在身高问题上，基因是先天的，没有办法改变，为了最大程度地发挥孩子生长发育的潜力，父母要重视后天的培养，把握长高的关键因素，饮食、生活护理、推拿按摩多管齐下，帮助孩子长高个。

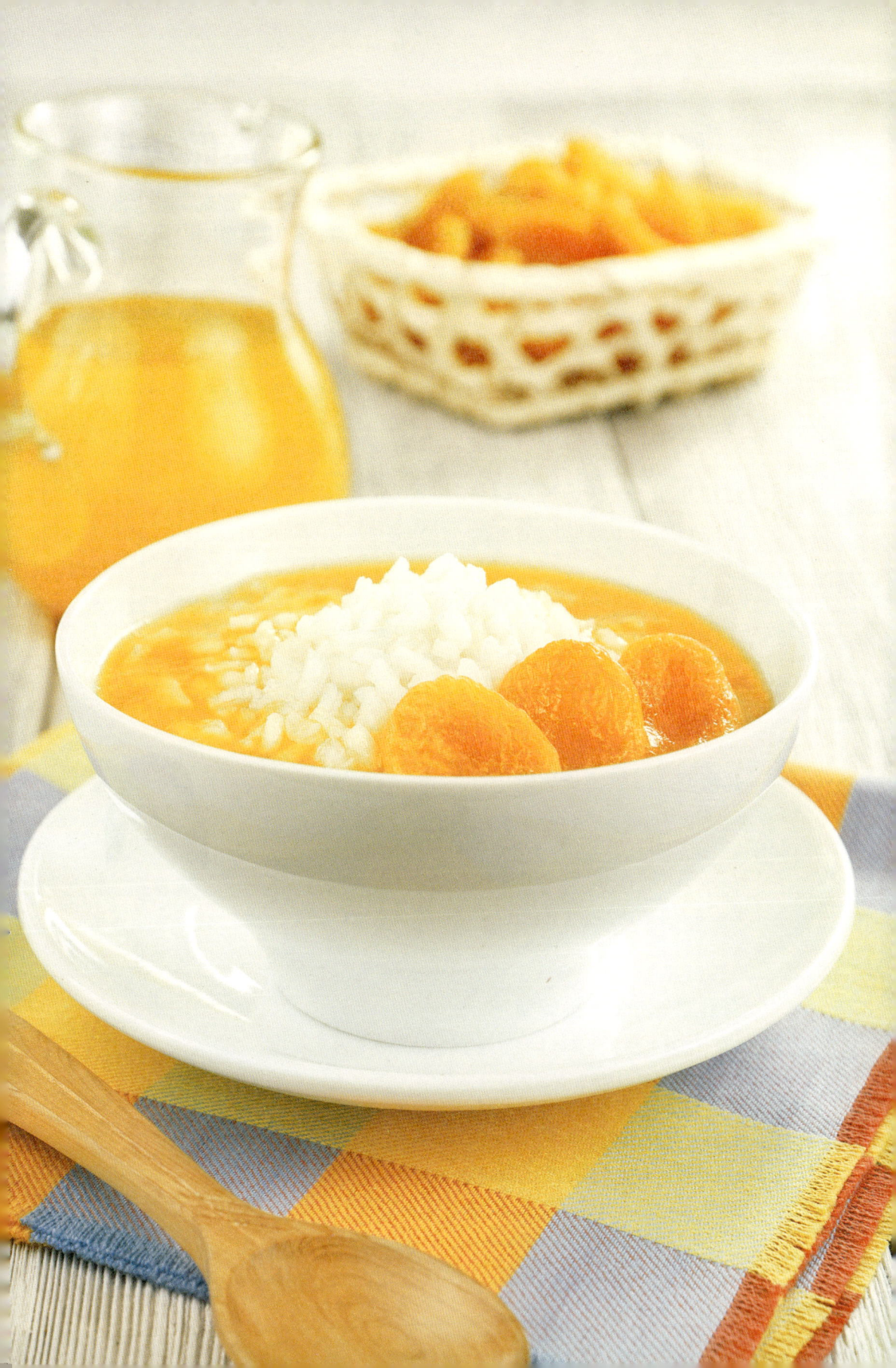

一、解读长高密码，为孩子长高做功课

没有哪个父母不希望自己的孩子"高人一等"，然而，孩子的身高却与很多因素息息相关。接下来跟我们一起解读长高的密码，让孩子长高个不再是难题！

把握长高黄金期，为长高加速

按照生长规律，孩子的身高增长一共有三个黄金期，分别是婴幼儿期、儿童期和青春期。把握这三个发育高峰阶段，能更有针对性地促进孩子长高个。

婴幼儿期——快速长高期

婴幼儿期是一个从初生状态逐渐趋向遵循其遗传素质规律的过程，是孩子长高的第一个关键期。

在这一时期，父母可以从饮食和睡眠两个方面入手，帮助孩子长高。饮食方面，建议从6个月以后开始添加辅食，帮助孩子从流质饮食向半固体、固体饮食过渡。另外，日常饮食要多样化，保证孩子营养均衡、全面，降低孩子偏食、挑食的可能性；睡眠方面，应为孩子营造安静、舒适的睡眠环境。可以根据孩子的生长发育情况，逐渐减少夜间授乳的次数，保证22点至凌晨2点处于深度睡眠状态。

儿童期——平稳长高期

儿童期孩子的身高增长依然较快，只是增加幅度较婴幼儿期有所放缓。

这一阶段，父母应格外关注孩子每年的身高增长状况，让孩子多参与户外活动，促进新陈代谢，同时还要注意预防孩子性早熟。

青春期——生长高峰期

青春期是孩子长高的最后一个高峰期。大部分男孩身高增长较快的年龄为13~15岁，女孩为11~13岁。

为了让孩子长得更高，家长尤其应注意孩子的身高变化、营养、运动和心理等问题。需要提醒父母的一点是，升学是青春期孩子面对的主要压力。此时要多理解孩子，多与他沟通和交流，不要让压力成为孩子身高发育的绊脚石。

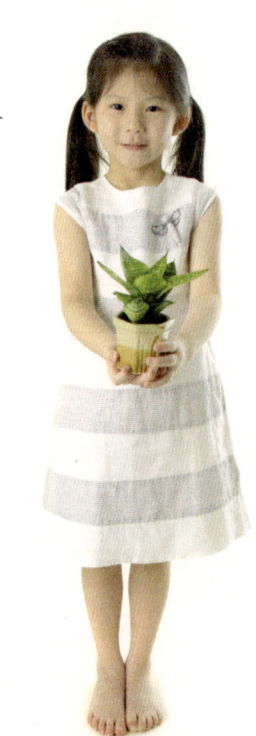

🐦 想要孩子长得高，骨骼生长是关键

摩天大楼之所以高，主要是靠其钢筋水泥的框架结构。同样，一个人的个子高不高，主要取决于支撑躯体的骨骼。

骨骼，身体的支架

从人体形态学的角度来说，人是依靠骨骼尤其是长骨（手臂、大腿、小腿等四肢均属于长骨，手指头、脚趾头则属于短骨）的生长来长高的，也就是说，长骨的长度越长，身高越高。长骨由骨干和骨骺组成。骨干和骨骺之间是干骺端，干骺端的软骨逐渐增生、分化、骨化，使长骨长长，人也随之长高。

人体的骨骼生长自胎儿期就已经开始了，婴幼儿期长骨生长明显，到了青春期，长骨的生长速度会减慢，至成年骨骺完全闭合，骨骼不能再纵向生长，身高也随之停止增长。一般女孩的骨骺在18～20岁完全闭合，男孩的骨骺在20～22岁完全闭合，极少数能延迟到25岁左右。可见，长骨骺板软骨的生长是人体长高的基础。

骨龄能预测身高

人的生长发育可用两个"年龄"来表示，即生活年龄（日历年龄）和生物年龄（骨龄）。其中，骨龄是骨骼年龄的简称，是用小儿骨骼实际发育程度与标准发育程度进行比较，所求得的一个发育年龄。医生通常要拍摄人左手手腕部的X光片，据此观察左手掌指骨、腕骨及桡尺骨下端的骨化中心的发育程度，来确定骨龄。

由于人体骨骼发育的变化基本相似，每一根骨头的发育过程都具有连续性和阶段性，不同阶段的骨头具有不同的形态特点，因此，骨龄能较为精确地反映人从出生到完全成熟的过程中各年龄段的发育水平。

骨龄在很大程度上代表了儿童身体的真正发育水平，用骨龄判定儿童的生长发育情况比实际年龄更为确切。通过骨龄可以预测儿童成年后的身高，指导一些身材矮小孩子的治疗，还有助于部分儿科内分泌疾病的诊断。

🐦 科学评估孩子身高，评估孩子生长状况

了解了孩子长高的黄金期，以及骨骼与身高的关系之后，父母还需要掌握科学评估孩子身高的方法，时刻观察孩子的生长状况，以便及时应对。

身高测量方法

孩子身高的测量方法因年龄的不同而有所差异，具体方法的选择可以将3岁作为分界线。3岁以内采取婴幼儿测量法，3岁以上则采取儿童和青少年身高测量法。

婴幼儿身高测量法

准备一块长约120厘米的硬纸板，将其铺在木板床上或靠近墙边的地板上，脱掉孩子鞋袜、帽子、外衣裤和尿布，让他仰卧在硬纸板上，四肢并拢并伸直，使孩子的两耳位于同一水平线上，身体与两耳水平线垂直；接着用书本固定孩子头部并与地板（床板）垂直，并画线标记；用一只手握住孩子两膝，使两下肢互相接触并贴紧硬纸板，再用书抵住孩子的脚板，使之垂直于地板（床板），并画线标记；用皮尺量取两条线之间的距离，即为身高。

青少年身高测量法

先脱去孩子的鞋袜、帽子和外套，让他靠墙站立，取立正姿势，双手自然下垂贴于大腿外侧，脚跟靠拢，脚尖向外略分开，脚跟、臀部、两肩胛角均同时靠着墙面，头部保持正直位置；父母手持硬纸板，让板底与头顶部正中线的最高点接触，并画线标记；用尺量出地面到标记线的垂直距离，即为身高。

🌸 靶身高的计算

靶身高也叫作遗传身高，是成年后能达到的最终身高。其计算公式如下：

男孩靶身高（厘米）=（父亲身高+母亲身高+12）÷2±4

女孩靶身高（厘米）=（父亲身高+母亲身高-12）÷2±4

靶身高反映了遗传对孩子身高的影响，根据以上方式计算出的身高对大部分孩子有效。如果孩子现在的身高和成年后的身高在靶身高计算范围内，就是正常的，反之，则应寻找原因并适度进行干预。

🐦 长高的神秘激素，缺一不可

大脑垂体中，深藏着一种可以影响人体长高的因素——激素。具体来说，与人体生长发育相关的有以下四种激素。

生长激素

生长激素是腺垂体细胞分泌的蛋白质，是一种肽类激素，主要受下丘脑产生的生长激素释放素调节，还受性别、年龄和昼夜节律的影响，睡眠状态下分泌明显增加。通常情况下，孩子进入熟睡后的一两个小时内，生长激素分泌量达到最高峰。

生长激素的生理功能

生长激素是促进骨骼和器官生长的主要激素，是刺激生长因子的动力。生长激素分泌得越多，孩子就长得越快；生长激素分泌持续的时间越长，孩子就长得越高。

→ 促进神经组织以外的其他组织生长。

→ 促进机体新陈代谢和蛋白质合成。

→ 促进脂肪分解，增强肠道对食物中钙、磷等成分的吸收利用。

→ 对胰岛素有拮抗作用。

→ 抑制葡萄糖利用而使血糖升高。

→ 促使骨骺软骨形成，进而使躯体增长，强化骨骼。

→ 提升脑部神经传递素的浓度，强化反应力、神经敏锐度、记忆力。

由此可知，生长激素在孩子长高的过程中有着不可取代的作用，不过，这种激素只在儿童期和青春期分泌较多，随着年龄的增长，生长激素的分泌会日益减少。

甲状腺素

甲状腺素是人体甲状腺分泌的激素。甲状腺是藏在人颈部两侧的小腺体，受脑垂体分泌的促甲状腺激素控制。

甲状腺素可直接作用于人体的骨细胞，促进骨的再塑造活动，使骨吸收与骨生成同时加快，进而促进骨骺端软骨骨化，最后与骨干融合。如果孩子的甲状腺素分泌太少，会导致发育缓慢、长骨生长迟缓，骨骺不能及时闭合，以致身材矮小、脑部发育障碍。不过，甲状腺素也并非越多越好，如果孩子甲状腺素分泌过多，可能会出现情绪亢奋，严重者甚至出现甲亢。

肾上腺素

肾上腺素是一种激素和神经传送体，由肾上腺释放。在下丘脑的指挥下，肾上腺皮质会分泌糖皮质激素、盐皮质激素和少量性激素。

性激素包括雄性激素和雌性激素。雄性激素不仅会促进骨骼合成，维持骨质密度和强度，还能促进蛋白质的合成；雌激素能促进钙在骨骼中的沉淀，具有加速骨骺成熟，决定骨骺最终融合的作用。不论是男孩还是女孩，体内既有雄性激素，又有雌性激素，两性激素分泌是否正常，都会影响生长发育，直接关系到孩子未来的身高。青春发育期，肾上腺激素对骨骼的成熟速度起决定性作用。

胰岛素

胰岛素是由胰脏内的胰岛B细胞受内源性或外源性物质的刺激而分泌的一种蛋白质激素，主要作用是调节人体内糖类、脂肪、蛋白质等的代谢。在孩子生长的旺盛期，胰岛素具有促进生长激素分泌、促进蛋白质的合成等作用。如果胰岛素分泌不足或受体异常，会引起孩子体内糖代谢异常，进而导致生长速度变缓、身材矮小等问题。

增高助长的营养素，在一饭一食之间

增高助长，离不开营养的供给。蛋白质、维生素A、维生素C、维生素D、钙和锌是对人体的生长发育极为重要的六大营养素，家长要重点为孩子提供富含这些营养的膳食。

蛋白质，生长的前提

蛋白质是人体细胞的主要成分，人体的肌肉、骨骼、大脑、血液、内脏、神经、毛发等都是由蛋白质组成的。

在促进生长发育方面，蛋白质及其衍生物组成了对孩子生长发育起重要作用的各种激素，它还构成了参与骨细胞分化、骨形成、骨的再建和更新等过程的骨矿化结合素、骨钙素、人骨特异生长因子等物质。此外，蛋白质还是维持人体正常免疫功能、神经系统功能所必需的营养素。

维生素 A，牙齿、骨骼发育的首选

维生素A是人体生长的必需营养素，与骨骺软骨的成熟有关，对人体细胞的增殖和生长有着重要的作用，是促进牙齿、骨骼发育的首选营养素。其在人体内的含量过多或过少都不利于孩子的生长发育。

如果孩子体内缺乏维生素A，会减缓骨骺软骨细胞的成熟，导致生长迟缓；而维生素A摄入过量，又会加速骨骺软骨细胞的成熟，导致骨骺板软骨细胞变形加速，骨骺板变窄，甚至早期闭合，阻碍孩子长高。

维生素 C，组成骨骼、软骨的要素

维生素 C 属于水溶性维生素之一，主要食物来源是新鲜蔬菜与水果。它对胶原的形成非常重要，也是骨骼、软骨和结缔组织生长的主要要素。如果孩子的体内缺乏维生素 C，骨细胞间质就会形成缺陷而变脆，进而影响骨的生长，导致生长发育变缓、身材矮小等。

维生素 D，健骨骼、长高个的原动力

与维生素 C 不同，维生素 D 属于脂溶性维生素，它是人体必需的营养素之一，也是与身高密切相关的，在人体骨骼生长中的主要作用是调节钙、磷的代谢。通过维持血清钙、磷的平衡，促进钙、磷的吸收和骨骼的钙化，维持骨骼的正常生长，进而让孩子长高。

如果孩子的体内缺乏维生素 D，就会减少骨骺对钙、磷的吸收，使孩子容易患上佝偻病或软骨症等疾病。给孩子补充维生素 D，可以多让他去户外晒晒太阳。

钙，强壮骨骼、增加骨密度的养料

钙是人体内含量较高的矿物质，占人体体重的 1.5% ~ 2.0%，其中，99% 的钙集中于骨骼中。可以说，钙是强壮骨骼、增加骨密度的养料，孩子能否长高与钙的吸收有着直接的关系。如果钙摄入不足，骨骼的生长发育就会变缓，形成佝偻病、"X"或"O"形腿。

锌，生长发育的促进者

锌是促进生长发育的关键营养素之一，对骨骼生长有着重要的作用。首先，锌是人体中众多酶不可缺少的部分，而有些酶与骨骼生长发育密切相关；其次，锌缺乏会影响生长激素、肾上腺激素以及胰岛素的合成、分泌及活力；再次，锌会影响蛋白质的合成，关系到孩子的智力和生长发育；最后，锌会影响人体的免疫功能。

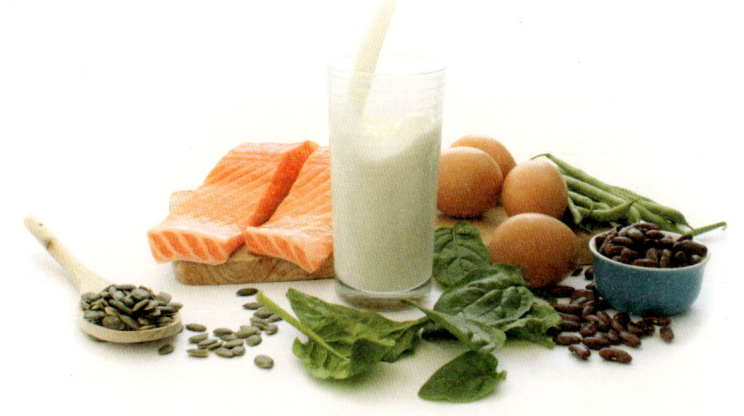

二、 长高秘诀，让孩子不知不觉间长高

长高离不开充足的营养供给和良好的生活习惯，如果再加上科学的推拿按摩，相信每个孩子都能摆脱小矮人的魔咒，在不知不觉间，长高个。

🐦 科学饮食，补充长高能量

饮食是促进人体生长发育必不可少的，能为身体提供源源不断的营养。坚持科学、合理的饮食方式，能让孩子在一日三餐中不知不觉长高个。

仅靠激素不够，营养摄入应充足

前面我们详细介绍了与长高密切相关的六大营养素，接下来我们就来看看，如何保证充足、合理的营养摄入。

保证膳食均衡

只有摄取种类丰富的食物，保证各种营养素的摄入量和膳食均衡，才能为孩子的生长发育打下坚实的营养基础，同时还能促进生长发育，提高免疫力。

谷物、肉、蛋类、蔬果以及奶类，既能为孩子的成长提供糖类、脂肪、蛋白质、维生素、矿物质等营养素，又是构成平衡膳食的主要食物。

培养良好的饮食习惯

家长应从小引导孩子养成良好的饮食习惯，如定时定量进餐、用餐时保持愉快的心情、细嚼慢咽、不挑食、不偏食等，保证他在一日三餐中摄取充足合理的营养，进而促进身体正常的生长发育。

重点摄入"明星"食材

平时，在保证膳食均衡的基础上，家长可以重点给孩子吃些"明星"食材，更好地帮助孩子生长发育。

蛋白质	维生素 A	维生素 C	维生素 D	钙	锌
·猪肉	·胡萝卜	·猕猴桃	·蛋黄	·芝麻	·牡蛎
·鸡蛋	·菠菜	·橙子	·牛奶	·虾皮	·瘦肉
·牛奶	·鱼肝油	·柠檬	·鱼肝油	·奶酪	·花生
·黄豆	·南瓜	·辣椒	·海鱼	·荠菜	·猪肝

忌盲目进食保健品

有不少家长在孩子偏矮时，会首先考虑使用增高保健品，甚至强迫孩子食用、盲目进补，这是非常不科学、不理智的做法。长此以往，不仅可能使孩子长高的时间大大缩短，对孩子的健康也是极为不利的。

首先，长期食用保健品，会造成体内基本营养素缺乏，阻碍孩子的正常生长发育；其次，某些保健品中含有激素类成分，长期食用会导致孩子肥胖、性早熟，还可能诱发高血压等疾病。那么，保健品究竟该怎么吃才科学呢？家长可参考以下四个原则：

➡ 服用有科学实证的保健品。　　➡ 两种以上的保健品服用时间须错开。

➡ 寻求专业营养师的意见。　　➡ 避免过量服用。

补钙并非多多益善

我们都知道钙对孩子的生长发育来说是必不可少的，不少家长十分重视给孩子补钙，但是，补钙并非多多益善，过度补钙可能会对孩子造成以下危害。

· 产生厌食、恶心、便秘、消化不良，影响肠道对营养物质的吸收。

· 造成高尿症，患儿早期有轻微的腰痛，可有血尿、泌尿道结石。

· 使血压偏低，钙沉积在心脏瓣膜上影响心脏功能，增加日后患心脏病的危险。

· 若钙在眼角膜周边沉积将会影响视力，引起白内障失明。

· 钙会抑制铁、锌的吸收，而导致贫血、乏力、生长发育缓慢和免疫力下降。

· 骨骼过早钙化，骨骺提前闭合，使长骨发育受到影响，身高受到抑制，且易骨折。

· 血钙过高使软骨过早钙化，前囟门过早闭合，形成小头畸形，制约大脑发育空间。

因此，家长在为孩子补钙时，一定要注意剂量。年龄不同，孩子每日所需的钙量也不同，一般6个月内的宝宝每日钙的摄入量为300～400毫克，7个月到2岁的宝宝每日需400～600毫克钙，3岁以上的宝宝每日需800毫克钙。

🌸 四季增高饮食要点

不同的季节，孩子的生长发育特点也有所不同。作为父母，需要掌握四季增高饮食要点，根据不同季节的食材，有针对性地为孩子提供多样化饮食，并做到色、香、味俱全。

春季
长高正当时

据世界卫生组织的相关研究表明，在春季，孩子的生长发育速度相较于其他三个季节更快。这是因为春季人体新陈代谢旺盛，血液循环加快，生长激素分泌增多造成的，再加上春季阳光中的紫外线含量更高，能大大促进孩子骨骼的发育。

春季饮食中，需要重点为孩子补充优质蛋白质、钙和维生素。家长可以给孩子多准备一些奶制品、豆制品、虾皮、芝麻和海产品等含钙和蛋白质高的食物，另外，适量补充维生素C、维生素D以及维生素A，促进钙的吸收，为骨骼生长提供原料。

夏季天气渐渐炎热起来，孩子在高温下新陈代谢速度加快，食欲有所减退，再加上日长夜短、体能消耗量大，会影响到孩子增高的速度。不过，这一时期有很多利于孩子长高的因素，如营养状况、体育锻炼、阳光、睡眠等。

夏季
清补更适宜

这一季节的饮食重在清补。家长应在保证孩子营养均衡和饮食多样化的基础上，让孩子多吃些新鲜蔬果，特别是绿叶类蔬菜，不仅富含胡萝卜素、维生素及钙、铁、锌等营养物质，还能调节孩子身体各项生理功能，如空心菜、苋菜、芹菜等。

此外，天气炎热容易中暑，家长可以多备一些具有清热祛暑功效的食物，如鸭肉、鱼、豆腐、绿豆、冬瓜、苦瓜等。

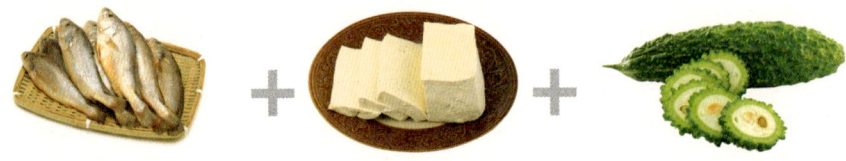

秋季孩子的生长速度相对缓慢，但此时天高气爽，孩子的食欲也在逐渐增强，父母要抓准时机，以食物滋补其身体。

秋季天气干燥，易上火，此时食补，重点在于润肺去燥，为孩子储备骨骼生长所需的营养并调节体内环境，同时也为冬季的到来做好御寒准备。

这一季节正是许多新鲜蔬果上市的季节，家长可用这些新鲜的蔬果给孩子增加营养，如苹果、梨、香蕉等，滋阴润燥效果显著，可适当多吃些。萝卜、芹菜、冬瓜、莲藕等时令性蔬菜，也可以多给孩子做着吃。像葱、蒜、辣椒、羊肉、桂圆等辛热食物应尽量少吃。此外，饮食上还要注意增加蛋白质的摄入量。除肉类和豆腐外，可让孩子多吃一些海鱼、海虾等海产品。

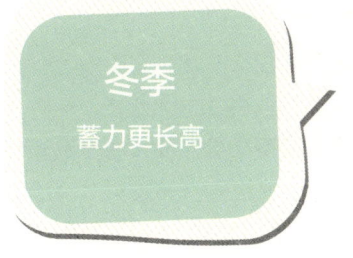

秋季
去燥好滋润

需要提醒家长注意的是，秋季孩子的食欲较为旺盛，应控制好食量，不要因大补特补而导致肥胖，影响身高的增长。

冬季
蓄力更长高

冬季是万物积蓄力量、等待萌发的季节，父母如果能够抓住这一时期，为孩子的生长发育提供适当的营养，必定能为孩子的长高助力。

随着气温的下降和日照时间的缩短，孩子在冬季的户外活动会明显减少，这会导致其体内维生素D的自身合成减少，使钙吸收不足，再加上冬季气温低，机体对钙的利用率明显降低，就更容易引起孩子缺钙。缺失的钙质如果没有得到及时补充，就会严重影响孩子的骨骼发育和成长，成为阻碍孩子长高的"拦路虎"。因此，冬季增高的饮食要点之一就是补钙。家长可以每天睡前给孩子喝一杯热牛奶，既有利于补钙，还能促进孩子的优质睡眠。

冬季饮食的一个重要作用就是给身体保暖，但是对正处于生长发育阶段的儿童来说，除了适当增加进食量以满足机体对热能的需要外，还要注意营养的全面均衡。可以适量增加一些"肥甘厚味"的食物，但不宜过多，且仍然需要遵循均衡膳食的饮食原则。

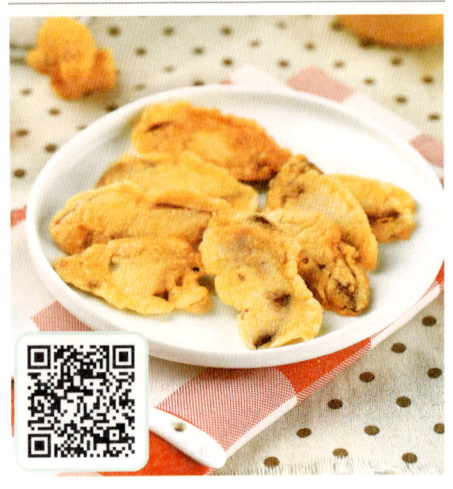

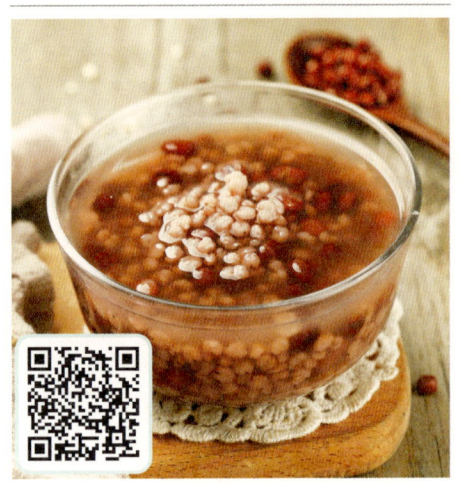

软煎鸡肝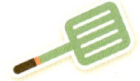

食材：鸡肝 80 克，蛋清 50 毫升，面粉 40 克

调料：盐 1 克，料酒 2 毫升，食用油适量

制作步骤：

1. 汤锅中注入适量清水，放入洗净的鸡肝，加盐、料酒。
2. 盖上盖，烧开后煮 5 分钟，至鸡肝熟透。
3. 揭盖，把煮熟的鸡肝取出，放凉，切成片。
4. 把面粉倒入碗中，加入蛋清，拌成面糊。
5. 煎锅注油烧热，将鸡肝裹上面糊，放入煎锅中。
6. 用小火煎约 1 分钟，煎出香味。
7. 翻面，略煎至鸡肝熟，装盘即可。

红豆高粱粥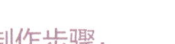

食材：红豆 60 克，高粱米 50 克

调料：冰糖 20 克

制作步骤：

1. 锅中注入约 900 毫升清水烧开。
2. 倒入洗净的高粱米，放入洗净泡好的红豆。
3. 盖上锅盖，转小火煮约 40 分钟至食材熟软。
4. 揭开盖，放入冰糖。
5. 盖好盖子，再煮约 3 分钟至冰糖完全溶入粥中。
6. 取下盖子，搅匀食材，盛出即可。

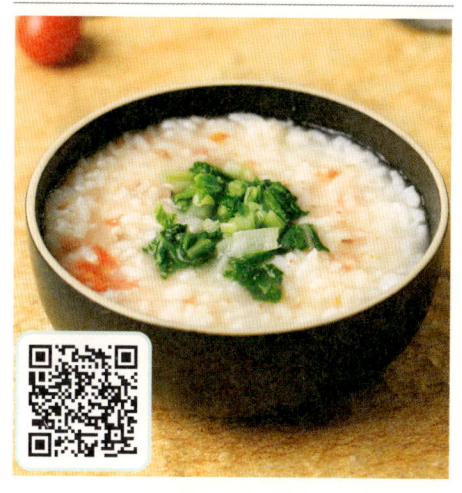

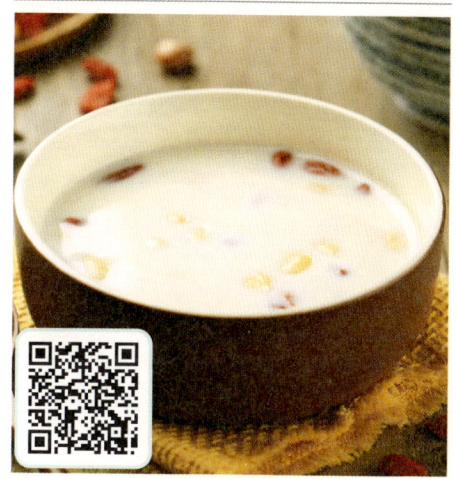

鸡肝圣女果米粥 🥄

食材： 水发大米 100 克，圣女果 70 克，小白菜 60 克，鸡肝 50 克

调料： 盐少许

制作步骤：

1. 锅中注水烧开，放入洗净的小白菜，焯半分钟，捞出沥干，放凉后剁成末。

2. 倒入洗净的圣女果，烫约半分钟，捞出，沥干水分，放凉后去皮，剁成末。

3. 把洗净的鸡肝放入沸水锅中，加盖，余去血渍，捞出沥干，放凉后剁成泥。

4. 汤锅注水烧开，倒入洗净的大米，轻轻搅拌，使米粒散开。

5. 盖上盖子，煮沸后用小火煮约 30 分钟至米粒熟软。

6. 揭盖，倒入圣女果、鸡肝泥，加盐，拌匀，续煮片刻至入味。

7. 关火后盛出煮好的粥，放在碗中，撒上小白菜末即成。

花生汤 🥄

食材： 牛奶 218 毫升，枸杞 7 克，水发花生 186 克

调料： 冰糖46克

制作步骤：

1. 将花生剥皮，留花生肉。

2. 热锅注水煮沸，放入花生肉，搅拌一会儿。

3. 盖上锅盖，转小火焖煮 30 分钟。

4. 待花生焖干水分，倒入牛奶、冰糖，搅拌均匀。

5. 加入枸杞，煮沸，烹制好后，关火。

6. 将食材捞起，放入备好的碗中即可。

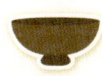

推拿按摩，让孩子温柔地长高

给孩子进行正确的推拿，能起到增强激素分泌、加强锻炼、提高免疫力、促进排毒以及融洽感情等多个方面的作用，多管齐下地帮助孩子长高。

指压经穴刺激生长点

按摩相应的经穴，能直接刺激骨骼之间的软骨部分和生长激素的分泌，从而促进孩子的生长发育。

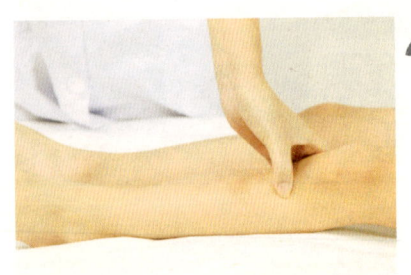

指压足三里穴

定位：位于小腿前外侧，当犊鼻下3寸，距胫骨前缘一横指。

手法：用拇指指腹在足三里穴上按压，每一侧按2～3秒。

指压涌泉穴

定位：位于足掌心前1/3与2/3交界处"人"字凹陷中。

手法：用右手的拇指指腹按压涌泉穴，每一侧按2～3秒。

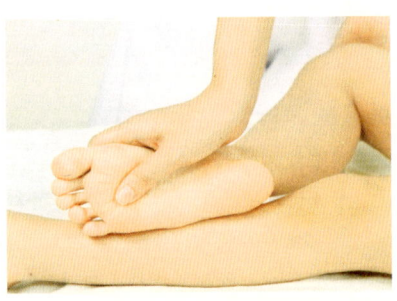

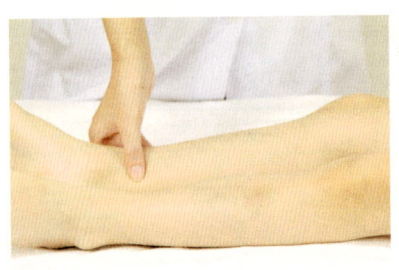

指压三阴交穴

定位：位于小腿内侧，当足内踝尖上3寸，胫骨内侧缘后方。

手法：用右手的拇指指腹按压三阴交穴，每一侧按2～3秒。

🐾 按摩穴位强健骨骼

　　精壮的骨骼是长高的关键，掌握正确的按摩方法有助于强健骨骼，促进孩子长高。强健骨骼的穴位主要有大椎穴、委中穴和脊椎，家长可以参照以下的按摩手法为孩子进行日常推拿。按摩过程中注意手法要轻柔。

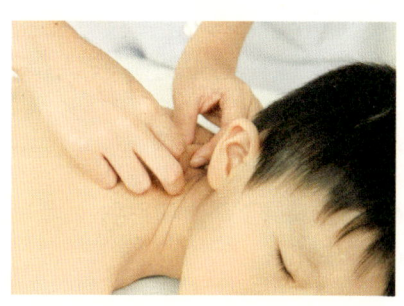

挟提大椎穴

　　定位：位于后正中线上，第七颈椎棘突下凹陷中。

　　手法：小儿取俯卧位，用拇指和食、中两指相对，挟提大椎穴，力度由轻至重，挟提10～20次。

直推脊椎

　　定位：位于大椎至龟尾之间，成一直线。

　　手法：用食指、中指指腹直推脊柱100～300次。

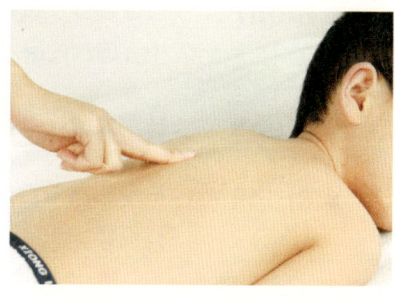

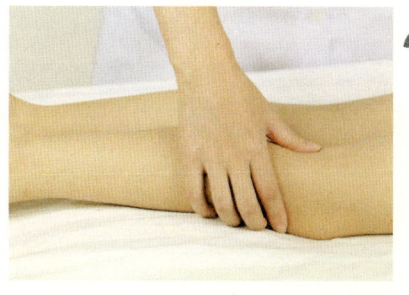

按揉委中穴

　　定位：位于腘横纹中点，股二头肌肌腱与半腱肌肌腱的中间。

　　手法：用拇指指腹按揉委中穴，做持续的按揉动作2分钟。

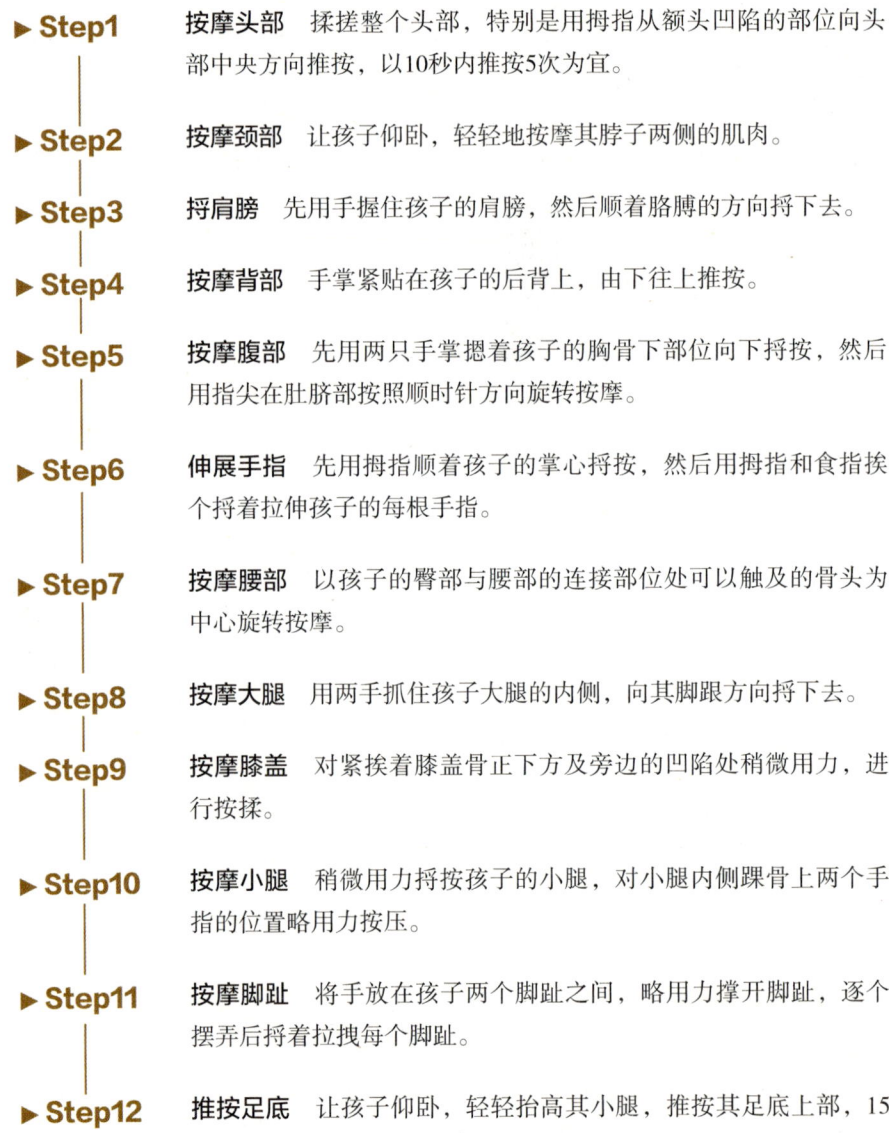

🐾 全身按摩，为长高进补药

按摩增高的优势，除了功效全面之外，还在于它可以因时、因地制宜，受条件限制相对较小。下面归纳了为孩子进行全身按摩的方法，供家长参考。

按摩顺序及方法

▶**Step1**　**按摩头部**　揉搓整个头部，特别是用拇指从额头凹陷的部位向头部中央方向推按，以10秒内推按5次为宜。

▶**Step2**　**按摩颈部**　让孩子仰卧，轻轻地按摩其脖子两侧的肌肉。

▶**Step3**　**挦肩膀**　先用手握住孩子的肩膀，然后顺着胳膊的方向挦下去。

▶**Step4**　**按摩背部**　手掌紧贴在孩子的后背上，由下往上推按。

▶**Step5**　**按摩腹部**　先用两只手掌摁着孩子的胸骨下部位向下挦按，然后用指尖在肚脐部按照顺时针方向旋转按摩。

▶**Step6**　**伸展手指**　先用拇指顺着孩子的掌心挦按，然后用拇指和食指挨个挦着拉伸孩子的每根手指。

▶**Step7**　**按摩腰部**　以孩子的臀部与腰部的连接部位处可以触及的骨头为中心旋转按摩。

▶**Step8**　**按摩大腿**　用两手抓住孩子大腿的内侧，向其脚跟方向挦下去。

▶**Step9**　**按摩膝盖**　对紧挨着膝盖骨正下方及旁边的凹陷处稍微用力，进行按揉。

▶**Step10**　**按摩小腿**　稍微用力挦按孩子的小腿，对小腿内侧踝骨上两个手指的位置略用力按压。

▶**Step11**　**按摩脚趾**　将手放在孩子两个脚趾之间，略用力撑开脚趾，逐个摆弄后挦着拉拽每个脚趾。

▶**Step12**　**推按足底**　让孩子仰卧，轻轻抬高其小腿，推按其足底上部，15秒后停止，再重复推按。

按摩时的注意事项

按摩虽然能增高助长，操作也不算复杂，父母平时在家就可给孩子做。但是孩子毕竟与成年人不同，他们的皮肤更为脆弱，稍不留意就会造成不适，因此父母在按摩前，有必要了解一些注意事项。

首先，应选择避风、避强光、噪声小的地方，室内应整洁、空气清新、温度适宜，保证合适的按摩环境。其次，家长要保持双手清洁，摘掉戒指、手镯等饰物。指甲要常修剪，如果是刚剪过的指甲，要用指甲锉锉平。冬季推拿时双手宜暖。再次，为孩子按摩时，手法的基本要求是：均匀、柔和、轻快、持久。一般情况下，按摩一次的总时长为15～20分钟。在推拿过程中要注意孩子的体位姿势，原则上以使孩子感到舒适为宜，并能消除其恐惧感，同时还要便于操作。最后，给孩子按摩后，会消耗他一定的体力，这时可给他补充适量温开水。

避开不宜按摩的情况

在某些情况下，孩子是不适宜接受按摩的。下面列举了一些常见的情况，家长在按摩前一定要仔细观察孩子的状况，以免适得其反。

· 孩子患有猩红热、肝炎、肺结核等急性传染病，以及皮肤炎症等皮肤病时。

· 孩子患有骨与关节结核和化脓性关节炎时。

· 孩子属于极度虚弱的危重病患儿和严重的心脏、肝脏、肾脏疾病患儿时。

· 强行把孩子从睡眠中唤醒时。

· 孩子过饥或过饱时。

· 孩子哭闹或拒绝按摩时。

· 预防接种后48小时内。

温馨提示

为孩子按摩的初衷是增高助长、提高机体免疫力和抵抗能力，但如果操作不当反而会引起一系列不良反应。因此，在实践的过程中，一定要细心观察孩子的身体变化和按摩时的反应，当孩子稍有不适时，就应该停止或调整按摩手法。

调整生活习惯，每天都长高

要想孩子长得高，良好的生活习惯必不可少。作为家长，应在平时的生活中协助孩子调整生活习惯，让孩子每天长高一点点儿。

保证孩子的优质睡眠

专家研究发现，孩子入睡时的生长速度是醒着时的3倍，这主要得益于孩子熟睡时分泌的生长激素。另外，人在睡眠时肌肉放松，也有利于关节和骨骼的伸展。如果睡眠不足或睡眠质量不高，会使孩子出现反应迟钝、胃口差、体重增长缓慢、记忆力减退、注意力不集中等问题。可见，保证充足的优质睡眠对于孩子的生长发育至关重要。

孩子一昼夜所需的睡眠时间

一般来说，不同年龄段的孩子一昼夜所需的睡眠时间是不同的。大致可以参考以下时间：

年龄段	睡眠时间
新生儿	14～16小时
2～3个月	14～18小时
4～12个月	13～16小时
1～3岁	12～14小时
4～6岁	11～12小时
7～10岁	10小时
11～14岁	9小时
青春期	9～10小时

各阶段孩子的哄睡技巧

不同年龄段孩子的哄睡技巧也是有所不同的。婴幼儿阶段是需要哄睡的重要阶段，对于他们来说，妈妈的怀抱是简单又直接的：宝宝1～2个月，可横抱或短时竖抱；3～5个月，宜半卧位或竖抱；6个月后，可尝试多种抱姿。当宝宝无法安然入睡时，可将其包裹，并轻拍、给他唱催眠曲等，让他更快地进入梦乡。等到孩子长大一点，到学龄前或学龄期，家长应有意识地培养孩子独自入睡的习惯。久而久之，等到孩子长大到青春期，基本就不需要大人哄睡了，也形成了自己的睡眠规律和睡眠习惯。

为孩子创造良好的睡眠环境

环境是影响睡眠的重要因素，如果想要孩子睡眠好，就应该从改善家庭的环境做起，为睡眠营造一个舒适的环境。

营造舒适的温、湿度

利于孩子睡眠的卧室温度为 20 ~ 25℃，湿度为 60% ~ 70%。在冬季，气温低、空气干燥，可以选用空调和加湿器给房间适当增温、增湿；夏季天气炎热，空气湿度大，可以使用抽湿机或空调的除湿功能降低室内湿度。还可以使用空调、风扇等电器降温。

卧室灯光要柔和

灯光的亮度、颜色等都会对睡眠质量产生影响。孩子卧室的灯光不宜太亮，因为人们一般在光线较暗的环境里更容易入睡。如果孩子害怕黑暗、缺乏安全感，在较暗的环境里不易入睡，可以在卧房点一盏小红灯，有助于入眠。

选择合适的寝具

睡床	无论是婴儿床还是孩子长大以后睡的大床，安全是第一要素，制造材料要标准。一般来说实木床坚固耐用，透气性好，且色泽天然，纹理美观，适合孩子使用
睡衣	宜选择宽松肥大的睡衣，面料以自然织物为主，如透气、吸湿性能良好的棉布。睡衣颜色不要过于鲜艳，可选择粉色、绿色、米色等，适合家居穿着又有安心宁神的作用
枕头	枕头的使用应讲究一撑、二托、三固定的原则，即前撑脖子、后托头窝、固定头部，有效承托颈椎，这样对身体和睡眠都好
床单、被罩	床单、被罩的选择和睡衣一样，宜选择浅色系、透气性好的，并注意勤洗勤换，杀菌消毒

合理运动，助推长高

运动是长高的三大法宝之一，它可以加强机体新陈代谢，加速血液循环，促进生长激素的分泌，使骨骼变长、骨密度增高、骨重量增加，从而助推长高。

幼儿日常锻炼法

对于幼儿来说，在日常生活中多做一些有节奏的全身运动，有助于活动四肢关节，给予骨关节一定量的刺激，促进骨骼生长发育，并改善全身的身体功能。

齐步走

在附近公园或体育馆找一个宽阔的场地，妈妈和孩子一起按着节拍齐步走。先教孩子双手叉腰，左脚向前迈出一步，右脚跟上，提膝，右膝与左腿成45°（如果可以，可将右膝与左腿成90°），脚尖提起，身体尽量挺直，向前迈进，双脚交替进行。妈妈数节拍，引导孩子跟着节拍走，每次走8个8拍。

跳绳运动

孩子以自然姿势站立，双脚并拢，双手握拳，拳心朝前。按照跳绳的要领，妈妈引导孩子下蹲，尝试让孩子学会用足尖和膝盖的弹力做原地跳跃。当孩子掌握原地起跳后，假想手中拿着绳子，试着挥动双臂，配合跳跃的节奏，挥动前臂，做跳绳状。每次练习10分钟即可。

伸展双臂

在客厅适当的位置悬挂小玩偶或其他小物件，让孩子伸手触碰它们。物件悬挂位置应以幼儿踮起脚尖尽全力能触碰的高度或长度为宜，可根据幼儿实际情况灵活调整。每次触碰后停顿3秒，按此法练习10～15次即可。

全身运动

取一根绳子，扯到孩子齐腰高，在对面放上玩具，让孩子越过绳子两手抓住玩具，向高处举，然后再把玩具放回绳子对面；让孩子坐在椅子上，两手举着旗子，听口令做动作："举起旗子来""藏到椅子下"，做3～5次即可。

温馨提示

运动时要避开幼儿过饱、过饥、疲劳的时刻，而且应在大人陪同下进行。每周练习不少于3次，每次35～45分钟。

学龄前儿童简易体操

学龄前儿童与幼儿相比，可能会存在因时常弯腰引起的身体功能障碍，做一些简易体操能矫正脊柱的偏差和不合理弯曲，促进脊柱发育，对维持身高的正常生长有益。

踮脚向上　　双脚"八"字开立，双手尽力向上伸展，掌心朝前，保持平衡。用力吸气，同时双脚脚跟踮起，挺胸，放松后脖颈的力量，头向后仰。充分吸气，然后吐气，回到开始的姿势。重复20～30次。

伸展腋下　　站在墙壁或柱子旁，离墙一手距离，双脚"八"字开立。左手于体侧伸直，撑墙（柱子）。吸气的同时，右手伸到头上往左倒。头和脖子往左侧倾斜，充分伸展右腋下。吐气，同时左右手用力朝身体侧下方摆荡，回到垂手站立的姿势，换另一边照前法进行，重复5～6次。

空中踩踏　　双腿伸直，双臂摆在身体侧面，仰躺在地上，然后双腿并拢抬起，双手抵住腰后方的骨盆处支撑起下半身。双脚以骑自行车的方式不断踩踏，开始慢慢地进行，再缓缓地加快速度，接着放慢速度结束动作。转换踩踏的方向，重复10～20次。

伸展脊背　　浅坐在椅子上，双手握住椅子的两侧，全脚掌着地，双腿尽量往前伸直。用力吸气，站起，上身往后仰。充分挺胸，放松后脖颈，重点是头要尽量往后仰。充分吸气后吐气，坐回椅子上，上身往前倾，双手离开椅子，从大腿上方朝膝、脚踝的方向摩擦。

屈伸膝盖　　浅坐在椅子上，大小腿呈90°，脚掌着地。将双膝的膝盖向上抬起，靠近胸部，停留2秒钟后再伸直双腿、放下，重复5～6次。

温馨提示

每次做操时间以30分钟为宜，一个动作完成后，稍微休息一下再进行下一个动作。孩子在练习时，建议有大人陪练，这样既可起示范作用，又能有效保障孩子的安全。另外，孩子动作不到位时，不要勉强，应循序渐进地练习。

学龄期儿童增高运动

学龄期儿童能选择的增高运动较幼儿和学龄前儿童更为广泛，例如可以选择吊单杠、跳跃、游泳等，能刺激成骨细胞的生成，既有效又安全。

吊单杠

让孩子的双手紧握单杠，使身体自然悬空下垂，下垂时以脚尖能轻轻接触地面为佳，然后做引体向上的动作。引体向上时呼气，慢慢下降时吸气。男孩可以每天做10～15次，女孩每天可减少至2～5次，具体的练习次数应视孩子个人的身体素质而定。

跳跃

双脚跳跃用手摸树枝、篮球架或者天花板等高处的物体。每次向上跳跃5～7秒，10次为一组，每组间隔4～5分钟。要尽量使身体处于较大程度的伸展状态。另外可多参加篮球运动，抢球和扣球时一定要奋力跳跃，积极争夺每一个高点球。

游泳

先在岸边学习蛙泳的手部动作：双手合并到胸前，自然前伸，手掌张开、掌心向下，手肘伸直，掌心由向下慢慢转为向外，手掌倾斜大约45°角，边转手掌边将全臂向外斜下方推开。当手臂张开大概45°角时，手腕开始弯曲，掌心由外向内，手臂带动手肘加速向内划。最终手肘将收置于腋下，双臂贴紧身体，掌心也同时由外向上（朝向胸部），置于头部前下方位置。重新开始下一轮动作，反复练习。待动作熟练后将孩子放在水中的塑料泡沫垫上，以适应水中环境。当前两项的基础打好后，就可以在水浅处练习游泳，但腰部应放置游泳圈。孩子学会后可每周游泳2次，每次10～15分钟即可。

温馨提示

吊单杠和跳跃要在孩子自愿锻炼的情况下进行，切不可勉强，并做好监管工作，保护孩子的安全，避免受伤。关于游泳运动，在下水前需注意水温，并避免小儿在非游泳馆内下水游泳。家长一定要让孩子坚持练习下去，增高效果才会明显。

青春期普拉提斯增高法

普拉提斯增高法注重发展肌肉的弹性和关节的灵活性，使肌肉在增强力量的同时得到拉长，从而增强对骨骼间隙的控制，配合骨骼的生长，起到增高的作用，此外还能打造健美的体形。

三角式

深呼吸，跳步分开两腿，两脚距离与肩同宽。两臂侧平举与肩齐，掌心朝下，手臂与地面保持平行，右脚向右转90°，左脚稍转向右，左腿从内侧保持伸展，膝部绷直。向右侧弯曲身体躯干，右手掌接近右脚踝，向上伸展左臂，与肩成一直线；腿后部、后背以及臀部应该在一条直线上，两眼注视向上伸展的左手拇指，保持上身挺直。

平衡上下压

右侧卧位，右手肘撑地，头放在手上，左手置于身前作做支撑，前臂抵住躯干；留意上肩和着地一肩、盆骨上侧和着地一侧应调整于一面上。想象头顶拉离身体，以延长后颈和脊椎骨，将双腿前置与躯干成45°；向后转出左腿，至膝盖朝天，脚跟朝地，吸气，往天花板方向抬高左腿，尽量伸展。左侧卧位运动方式同右侧卧位。

树式

站立姿势准备。弯曲左腿，把左脚跟放在右大腿的根部，脚掌放于右大腿内侧，脚趾向下。以右腿保持平衡，平伸手臂，掌心朝下。伸直手臂举过头顶，掌心相对，保持5秒钟，深呼吸。然后放下手臂和左腿，回到站立姿势。左右脚交替进行。

桥式

仰卧，双腿并拢，两手臂自然放于身体两侧，双手掌心向下。屈膝，将双脚脚后跟尽量靠近臀部，并将双手前伸，靠近双脚。深深地吸气，臀部及胸部往上推，将双手手掌下压，用双肩和双脚撑地，收紧臀部肌肉，保持数秒钟。呼气慢慢还原。

温馨提示

练习时应尽量掌握"专注、控制、重心、呼吸、流畅、准确、放松、持久"的要领，每日练习一次，每次锻炼持续45～60分钟，长期坚持，可以起到很好的塑形、增高作用。

避免孩子性早熟

性早熟是儿科内分泌系统的常见发育异常，指女孩在 8 岁前，出现明显的第二性征和 / 或 9 岁前出现月经初潮，男童在 9 岁前呈现第二性征发育和 / 或睾丸开始发育的异常性疾病。这是一个相对的时间概念，即第二性征出现的年龄比同时代、同种族、同性别的正常人群要早。

性早熟的危害

性早熟一般可分为三大类：真性性早熟、假性性早熟和部分性早熟。无论是哪一种性早熟，对孩子的身心健康和生长发育都是不利的。

1 受性激素影响，儿童逐渐向成人过渡，身高、体重迅速增加，身体各部位逐渐发育成熟，骨龄也比同龄人大，骨骼生长提前开始又提早结束，使骨骼生长时期缩短，骨骺过早闭合，影响身高。

2 性早熟的孩子在生理上逐渐发育成熟，但是心理却仍旧停滞在孩童阶段，很容易造成心理障碍，而心理压抑、不良情绪都可能抑制生长激素的分泌，进一步阻碍孩子长高。

3 性早熟可使孩子产生与年龄不相符的性冲动，容易误入歧途，引起一系列社会问题。

积极预防性早熟

从儿童期开始，父母就应该积极做好措施，预防孩子性早熟带来的危害。

注意科学饮食。在饮食方面，父母应尽量避免孩子摄入过量环境激素，不要让他喝加工饮料、吃含性激素的食品或成人补品，如蜂王浆、人参、益母草、肉苁蓉等。此外，还应避免营养过剩、盲目进食保健品等，这些都可能导致孩子性早熟。

妥善存放避孕药物、丰胸美容产品。很多假性性早熟的孩子就是因为误服了避孕药和接触了含有雌激素的丰胸美容产品、成人化妆品而引起的。因此，家里要妥善保管这些东西，避免孩子误服或接触。并教育孩子不能随便乱服药。

其他预防措施。在平时的生活中，应注意观察孩子的生理变化，帮助孩子适应自己身体的新变化。避免让孩子接触不健康的书刊影视，以免影响身心健康。

带孩子做阳光浴

做阳光浴，就是晒太阳。家长平时多带孩子做阳光浴，对于增高助长非常有益。这主要是因为晒太阳有助于维生素 D 的合成，从而促进人体骨骼中钙质的积累、沉淀，使骨骼快速生长，机体快速长高。此外，维生素 D 还能起到促进牙齿健全，防止氨基酸通过肾脏损失的作用，也能辅助孩子长高。

维生素 D 主要与钙和磷的代谢有关，它在体内肝肾处转化为活性形式，并被动送至肠、骨和肾脏，与甲状旁腺素共同作用，维持血钙水平，进而影响这些矿物质的吸收及它们在骨组织内的沉积。当血钙水平较低时，维生素 D 在小肠可促进钙结合蛋白合成，从而增加钙、磷的吸收，也可促使钙在肾小管的重吸收；当血钙水平较高时，维生素 D 则会促使甲状旁腺产生降钙素。

因此，家长要让孩子多进行户外锻炼，多晒太阳。专家提醒，晒太阳也要讲究正确的方法，尤其是对于皮肤娇嫩的孩子来说，容易受到伤害。在春、秋季节晒太阳，可选择在 10：00 ~ 11：00 和 16：00 之前阳光较充足的时段外出；夏季可选择 9：00 ~ 10：00。晒太阳的时间长短应由少到多，可由 10 分钟逐渐增加到 30 分钟。此外，还应注意避免阳光直射，尽量不要去人群密集的地方，也不要长时间在太阳下暴晒，可以去树荫下，或者给孩子戴上帽子、使用遮阳伞等。晒完太阳后，要及时补充体内流失的水分。

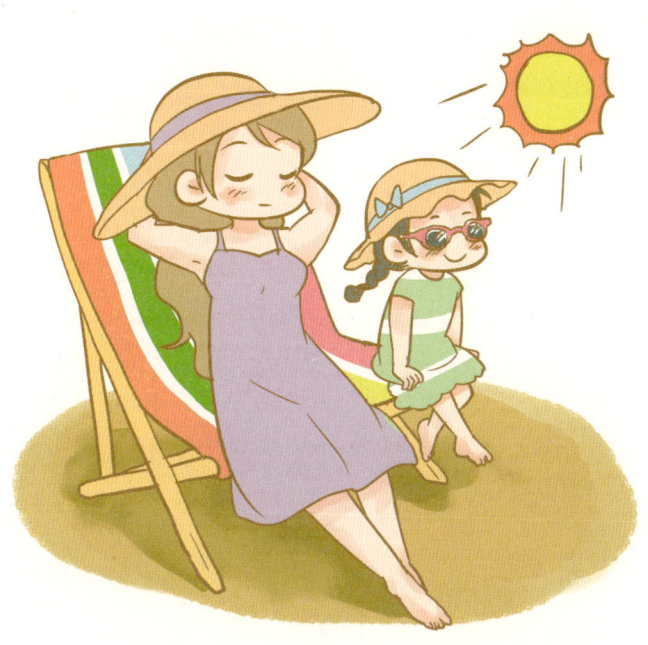

Chapter 5

聪明养育，
孩子智商高、学得快

看到孩子健康聪明、活泼可爱，父母无疑是欣慰的。孩子的智力水平除了受基因影响，还可以通过后天的训练不断提高。孩童阶段，孩子的大脑具有神奇的可塑性。父母要把握好孩子这一大脑发育黄金期，用科学有效的手段提高孩子的智商。

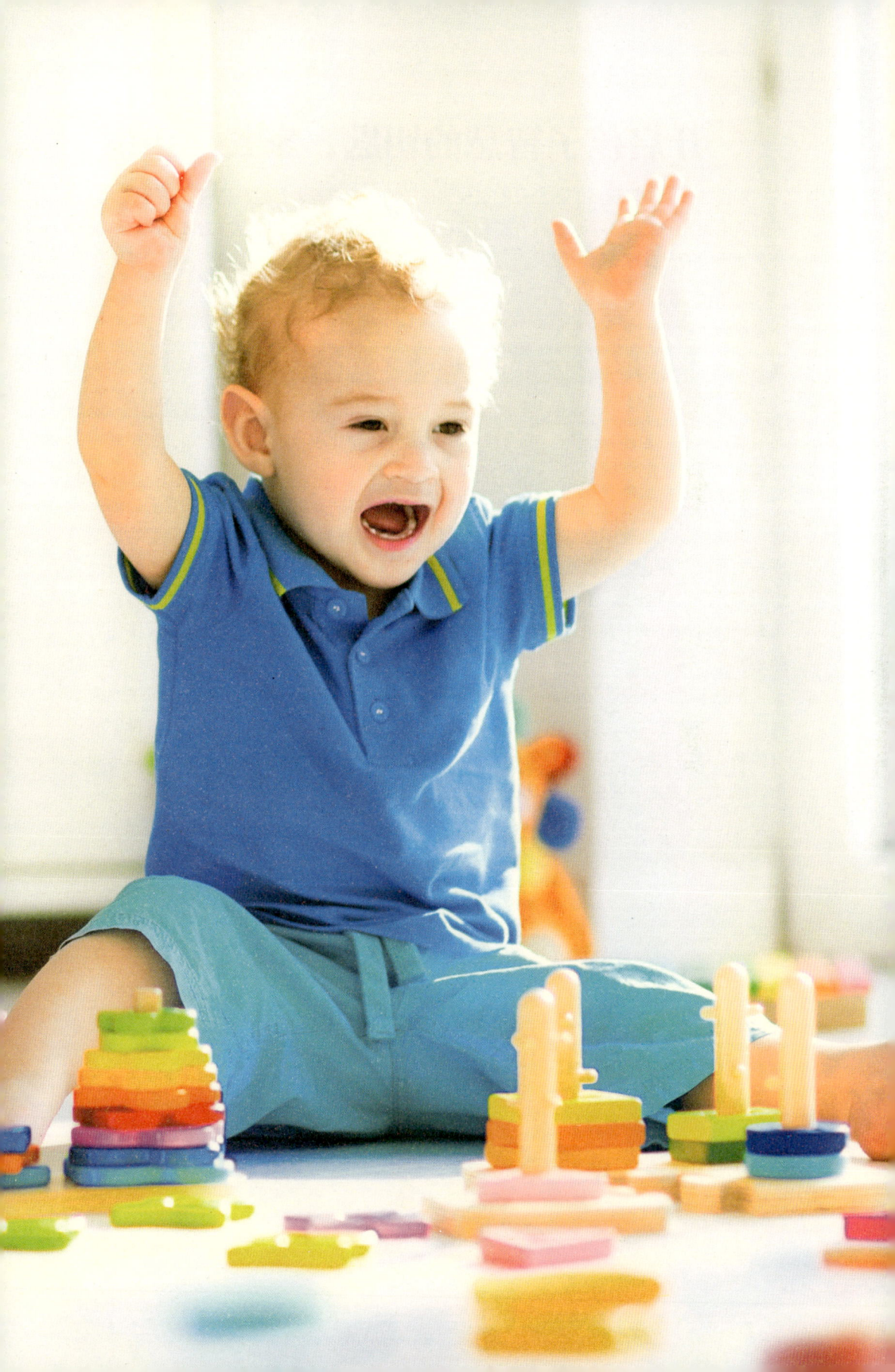

一、 开启孩子智慧的钥匙，家长手中握

现代社会，越来越多的家长开始重视对孩子智商的培养，希望孩子越来越优秀，将来能获得更好的发展，不过智力开发并非易事，也不是一朝一夕能完成的事，科学认识并掌握正确的开发方式非常重要。

孩子智力开发关键期，家长不可忽略

人的智力发育水平，在很大程度上取决于开发程度。不过，人的智力开发也有一定的时期，到了一定的年龄就会"定型"，基本处于一个比较稳定的水平。因此，家长要把握孩子智力开发的关键时期，尽可能提高孩子的智商。

3 岁之前，即婴幼儿时期，是孩子大脑发育的关键期，也是智力开发的重要时期。这一时期孩子大脑处于急速增长的状态，到 3 岁时脑重量从出生时的 370 克左右增至成人的 80%。在这之后，脑发育速度逐渐减缓，大脑结构基本形成，孩子智力开发的空间只剩下大约 20%。所以说，孩子的智力开发时期是非常有限且关键的，一旦错失再弥补的可能性微乎其微。因此，在孩子智力开发关键期，家长一定要注重孩子能力的培养。

一般来说，开发孩子的智力需从营养和教育两方面着手。营养就是给予孩子均衡的膳食，培养其良好的饮食习惯，并注重益智营养素的补充，以保证孩子拥有健康的身体和灵敏的大脑。从教育的角度来说，在孩子 3 岁之前，家长要更多地培养孩子的语言能力，3 岁之后则更为注重孩子逻辑思维能力、注意力、生活技能等各方面能力的培养，以达到开发孩子智力的目的。

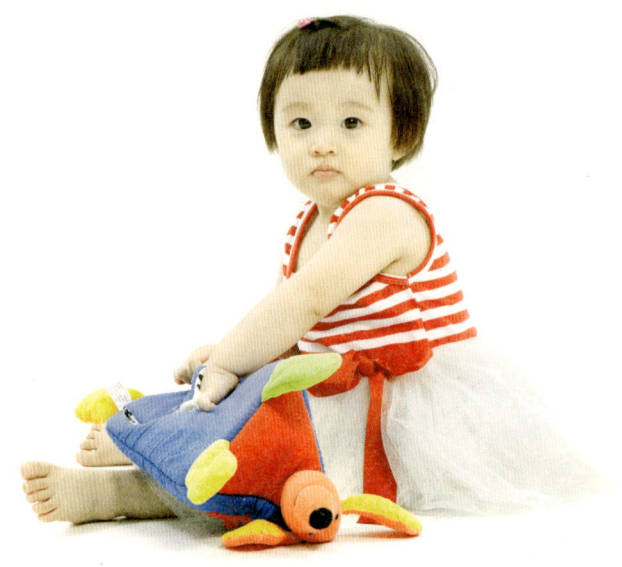

孩子左右脑不同，开发方式也不同

正常人的大脑有两个半球，由胼胝体连接沟通，构成一个完整的统一体。左半脑主要负责逻辑思维、记忆、语言、判断、分析、书写、五感（视、听、嗅、触、味觉）等；右半脑多负责空间形象记忆、直觉、情感、身体协调、美术、音乐节奏、想象、灵感等，主要从事形象思维。由此可以看出，右脑是人创造力的源泉，想要深入挖掘人的大脑潜能，重点应放在右脑的开发上。

开发右脑的主要途径就是向右脑输入信息来刺激其发育。一般来说，训练途径有两种，一是有意识地调动眼、耳等感觉器官的活动，如听音乐、看电视或表演；二是加强左侧肢体的锻炼，如练习左手拿物体、使用筷子、写字等。对于年龄较小的孩子来说，一些动手游戏就是很好的开发大脑的方式，如折纸、搭积木、双手间互递球拍等。

当然，除了右脑的开发外，左脑的开发与锻炼也不能忽略。不过，人的右侧肢体天生就比较灵活，如用右手吃饭、右手写字等，家长只需在此基础上加强对孩子右侧肢体的灵活性锻炼即可。有一项运动就能很好地锻炼孩子的左右手，帮助刺激脑部发育，那就是弹钢琴，家长可以有意识地培养孩子这方面的兴趣。

 ## 8大营养素，为孩子健脑添活力

饮食营养是宝宝健脑益智的重要基础。家长应注意给孩子合理补充"脑黄金"，多吃有健脑益智功效的食物，这样才能为孩子的大脑发育增添活力。

DHA、ARA，脑黄金

DHA和ARA都是多不饱和脂肪酸的一种，是维持、提高和改善大脑功能不可缺少的物质。如果孩子体内缺乏DHA和ARA，就会影响其智力和视力的发育，尤其在婴幼儿时期，可导致头围小、智商、理解力、视力、阅读能力、书写能力低下等。即便以后孩子的营养状况得到改善，体格发育跟上正常水平，但智力方面依然可能存在难以弥补的缺陷。因此，给孩子补充DHA和ARA非常重要，特别是3岁以内的孩子。DHA和ARA主要通过饮食营养来获取。家长可根据医生或营养师的建议，给孩子准备强化型配方奶粉，以获取DHA和ARA。日常饮食中还应适当多供给动物肝肾、蛋黄、大豆、鱼、芝麻、蘑菇、大豆油、亚麻籽油等食物。

牛磺酸，脑神经发育的代表

牛磺酸是孩子成长必不可少的氨基酸，其对孩子的大脑发育、神经传导、视觉功能的完善、钙的吸收等具有良好的作用。孩子体内的半胱氨酸亚磺酸脱羧酶尚未成熟，体内不能自身合成牛磺酸或合成不足，因此需额外通过饮食补充来满足其正常生长发育的需要。母乳中含有丰富的牛磺酸，应尽量延长给孩子喂母乳的时间。牛磺酸几乎存在于所有生物之中，贝类和鱼类中的含量尤为丰富，如牡蛎、蛤蜊、青花鱼、沙丁鱼等。另外，牛磺酸易溶于水，所以常给孩子喝鱼类贝类煮的汤是很有必要的。

卵磷脂，提高记忆力

卵磷脂是人体内含量最高的磷脂，也是构成神经组织的重要成分，集中于人的脑、神经系统、血液循环系统、免疫系统及心肝肾等重要器官中。卵磷脂在人体中只占约1%的比重，但却在大脑中占到了约1/3的比重，可见其重要作用。对处于大脑发育关键期的儿童来说，卵磷脂更是关键的益智营养素。卵磷脂多存在于蛋黄、鱼、大豆、动物肝脏、山药、黑木耳、芝麻、瓜子、玉米油、谷类等食物中，其中蛋黄、黄豆、动物肝脏中的含量尤其高。

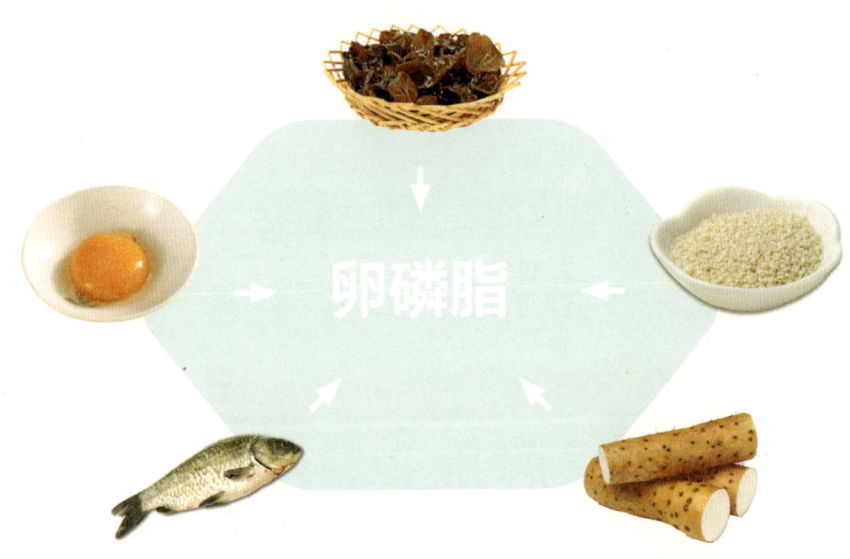

卵磷脂

糖类，维持大脑神经系统

糖类的主要作用是给孩子提供能量，并帮助他们吸收和消化食物。糖类参与人体细胞的多种代谢活动，是构成机体的重要物质。由于葡萄糖是供给人体大脑热能的唯一来源，因此糖类对维护中枢神经功能的健全具有重要意义。糖类主要来源于谷类、根茎类食物、薯类。平时家长应多给孩子提供小麦、大麦、全麦面包、糙米、蔬菜、水果等优质的糖类，少让孩子吃薯片、巧克力、糖果、添加甜味剂的零食等。

蛋白质，智力开发的关键元素

蛋白质是构成生命的物质基础，能促进骨骼、肌肉、内脏等组织和器官的发育，增强孩子的体质，提高免疫力；蛋白质还是构成脑和神经系统的重要物质，对促进智力发育有重要作用。蛋白质有动物蛋白质和植物蛋白质之分，平时可将两者搭配在一起给孩子食用。动物蛋白质主要来源于乳制品、蛋类、鱼类、畜禽肉类；植物蛋白质主要是大豆蛋白，包括黄豆、黑豆、豌豆、豆腐等；另外，芝麻、核桃、杏仁等干果类中的蛋白质含量也较高。

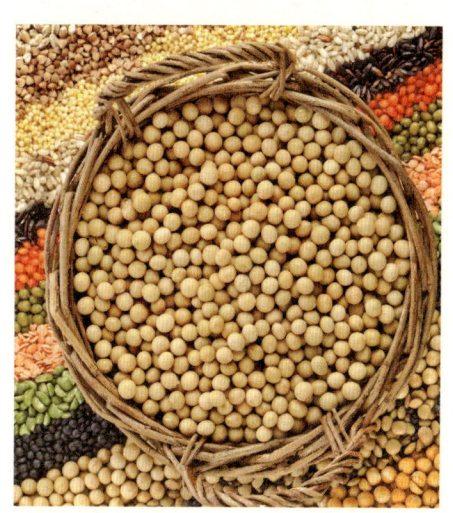

钙，促进脑神经组织的传导者

我们都知道钙是骨骼发育的营养元素之一，对孩子身高有着直接影响。但其实钙的作用远不止如此，钙能促进体内某些酶的活动，调节酶的活性作用，并参与神经、肌肉的活动和神经递质的释放，对孩子智力的发育起着重要作用。虾皮、海带、干果、豆类及豆制品、奶类、绿叶蔬菜中都含有丰富的钙，家长平时可多给孩子食用。

碘，智力的水平支柱

碘是人体必需的微量元素之一，有"智力元素"之称。碘会对控制基础代谢的甲状腺造成影响，可调节蛋白质的合成与分解，促进糖和脂肪的代谢，促进人体对维生素的利用，对维持孩子正常生长发育、维护中枢神经的正常结构起着重要作用。孩子缺碘会表现为智力迟钝、缺乏精力。因此，给孩子补碘非常重要。海带、紫菜、淡菜、海鱼等都可作为日常补碘的优质食材。

锌，智慧元素

锌是身体里的"交通警察"，指导和监督酶和细胞的有效运作；锌是蛋白质合成的必需物质，对维持孩子的正常食欲、增强其免疫力起着重要作用；锌还能保护孩子的视力。对于处在生长发育期的儿童来说，缺锌会导致发育不良，严重缺锌还会导致发育迟缓和智力发育不良。含锌较多的食物有瘦肉、动物肝脏、蛋类、奶制品、海产品、坚果等。

二、智力开发，创造有利的条件

掌握了孩子智力开发的关键，家长需要做的就是给孩子创造一个利于智力开发的成长环境，可以从孩子的饮食营养、生活习惯、日常活动等方面多管齐下、综合开发。

健康进食，给孩子智力提高增添物质保障

"吃"是宝宝健脑益智的简单、有效的秘诀。只有吃对食物、吃对营养、吃对方法，孩子才能拥有一个聪明的大脑。

合理进食健脑益智的食物

现在有些家长会给孩子吃补脑的药品或保健食品，俗话说，是药三分毒，对于孩子柔弱的内脏器官来说，盲目进补并非明智之举。其实，日常生活中的许多食物都有补脑功效，而且便宜易得，不妨多给孩子提供。下面列举一些可以健脑益智的食物，并说明其科学的进食方法，以供家长参考。

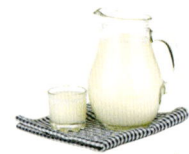

→ 牛奶

牛奶富含蛋白质、钙及维生素 B_1，对脑代谢有帮助，对神经细胞十分有益。当孩子用脑过度而失眠时，可在睡前喝一杯热牛奶，有助于入睡。

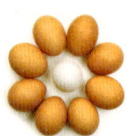

→ 鸡蛋

蛋黄中含有丰富的卵磷脂，卵磷脂被酶分解后可产生丰富的乙酰胆碱，其可进入血液并快速到达脑组织，增强记忆力。每天给孩子吃 1～2 个鸡蛋较为适宜，鸡蛋以煮、蒸为佳。

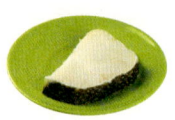

→ 鱼类

鱼类可以提供优质蛋白质、不饱和脂肪酸等对大脑非常有益的营养成分，尤其是深海鱼，其含有保护神经系统的奥米伽 –3 脂肪酸，有助于健脑益智，提高学习和记忆能力。家长可常给孩子做鳕鱼汤、三文鱼泥等。

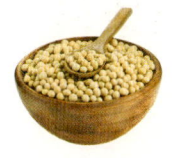
→ 黄豆

黄豆中含有的卵磷脂是构成脑部记忆力的重要物质和原料，其还含有丰富的优质蛋白质、维生素及矿物质，对孩子的健康十分有益。黄豆可以煮、制成豆浆或豆腐食用。

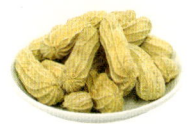
→ 花生

花生富含卵磷脂和脑磷脂，是名副其实的"长生果"。它富含神经系统所需的重要物质，能延缓大脑功能衰退，增强记忆力。花生还含有丰富的钙、锌、铁等，对孩子的生长发育大有裨益。带壳的花生，每天给孩子吃一把就可以了。

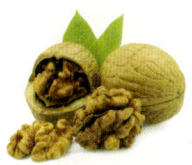
→ 核桃

核桃富含亚油酸，可以促进脑部血液畅通；核桃中还含有大量的维生素，可以改善神经衰弱、失眠等症，帮孩子减轻压力，消除大脑疲劳。每天给孩子吃 2 ~ 3 颗核桃即可。小一点的孩子将核桃磨成粉后加入食物中烹调；大一点的孩子直接食用。

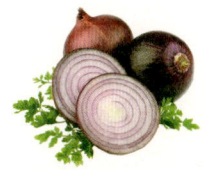
→ 洋葱

洋葱中含有的活性成分，有益于舒张血管、改善大脑的供血和供氧状况，进而起到醒脑益智的功效；洋葱中含有的硒是一种抗氧化剂，能延缓大脑神经细胞的衰老，保持大脑活力。每天给孩子吃半个洋葱，可以起到舒缓神经、活跃思维的作用。

除了给孩子提供丰富的补脑食物之外，在日常饮食中，家长还应注重孩子良好饮食习惯的培养，帮孩子树立健康饮食的观念，如供给孩子均衡、多样化的膳食，以补充全面、丰富的营养；鼓励孩子按时、按量吃饭，教孩子细嚼慢咽、不暴饮暴食等，以维持孩子强健的身体和活跃的大脑。

🍀 儿童健脑益智饮食有禁忌

很多孩子都喜欢吃垃圾食品，因为它们总是可口美味的，但垃圾食品对孩子的健康并无益处。垃圾食品缺乏营养，并会让人发胖，长期饮食不均衡、营养不足还会使孩子记忆力衰退、精神过度紧张，不利于孩子大脑的发育。

孩子常吃的垃圾食品包括薯片、炸鸡、方便面、蛋黄派、汉堡、速冻食品、罐头食品等，这些食品或经过高温油炸、烘烤，或添加了香精、防腐剂等有害物质，均不利于孩子的健康。

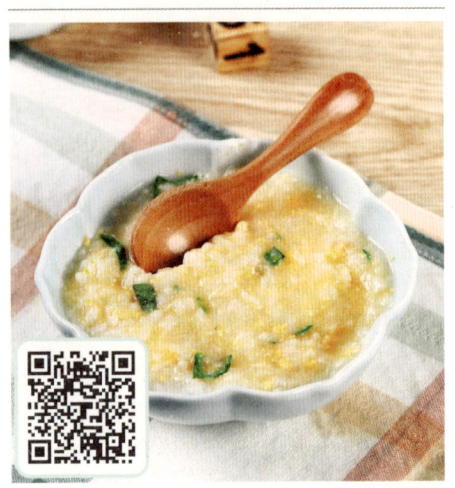

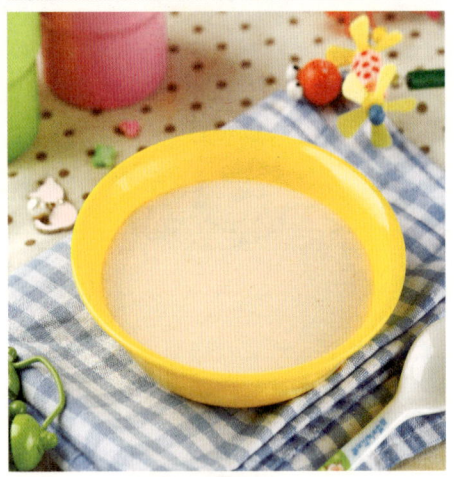

鳕鱼鸡蛋粥

食材：鳕鱼肉 160 克，土豆 80 克，上海青 35 克，水发大米 100 克，熟蛋黄 20 克

制作步骤：

1. 蒸锅上火烧开，放入洗好的鳕鱼肉、土豆，用中火蒸约 15 分钟至其熟软，取出，放凉待用。

2. 洗净的上海青切去根部，改切成粒；熟蛋黄压碎；放凉的鳕鱼肉取鱼肉碾碎；放凉的土豆压成泥，备用。

3. 砂锅中注水烧热，倒入洗净的大米，搅匀。

4. 盖上盖，烧开后用小火煮约 20 分钟至大米熟软。

5. 揭盖，倒入鳕鱼肉、土豆、蛋黄、上海青，搅拌均匀。

6. 盖上盖，用小火续煮约 20 分钟至所有食材熟透。

7. 揭开盖，搅拌几下，至粥浓稠，关火后盛出煮好的粥即可。

红枣核桃米糊

食材：水发大米 100 克，红枣肉 15 克，核桃仁 25 克

制作步骤：

1. 取豆浆机，倒入洗净的大米。

2. 放入备好的核桃仁、红枣肉。

3. 注入适量清水，至水位线即可。

4. 盖上豆浆机机头，选择"五谷"程序，再选择"开始"键，开始打浆。

5. 待豆浆机运转约 30 分钟，即成米糊。

6. 断电后取下机头，倒出米糊，装入碗中，待稍微放凉后即可食用。

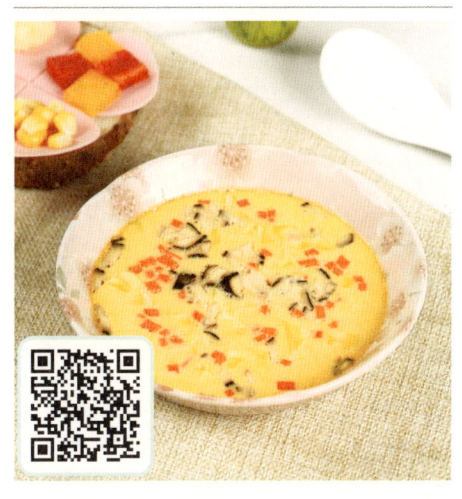

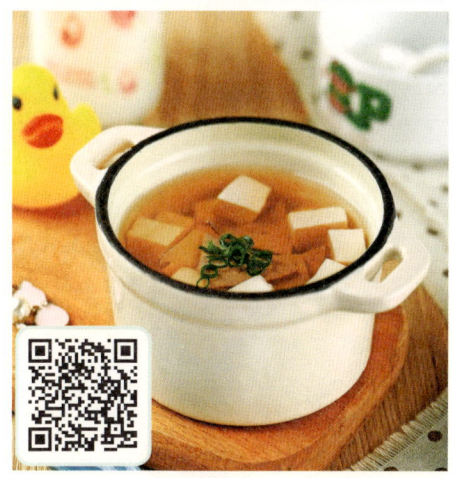

蔬菜蛋黄羹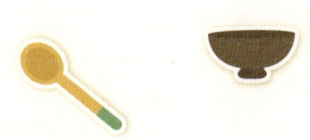

食材：包菜100克，胡萝卜85克，鸡蛋2个，香菇40克

制作步骤：

1. 将胡萝卜和去蒂的香菇切成粒，洗净的包菜切成小片。
2. 锅中注入适量清水烧开，倒入胡萝卜，煮2分钟，放入香菇、包菜，拌匀，煮至熟软。
3. 捞出煮好的材料，沥干水分，待用。
4. 鸡蛋取出蛋黄，装入碗中，加少许温开水，拌匀，再放入煮好的材料，拌匀后放入蒸碗中。
5. 蒸锅上火烧开，放入蒸碗，用中火蒸熟后取出，待稍凉后即可食用。

猪肝豆腐汤

食材：猪肝100克，豆腐150克，葱花、姜片各少许

调料：盐2克，生粉3克

制作步骤：

1. 锅中注入适量清水烧开，倒入洗净切块的豆腐，拌煮至断生。
2. 放入已经洗净切好并用生粉腌渍过的猪肝，撒入姜片、葱花，煮至沸。
3. 加入盐，拌匀调味。
4. 用小火煮约5分钟，至汤汁收浓。
5. 关火后盛出煮好的汤料，装入碗中即可。

甄选理疗方，为孩子益智补脑

中医认为，肾藏精，精生髓，髓又上通于脑，故又称脑为髓之海，精足则令人灵慧聪明，故益智健脑保健理疗方能补肾益精，健脑益智，促进小儿智力发育及身心健康，使其精神愉快。

按一按，聪明溢出指尖

掌握正确的按摩方法有助于益智补脑，益智补脑的穴位主要有3个，分别为百会穴、四神聪穴、内关穴。

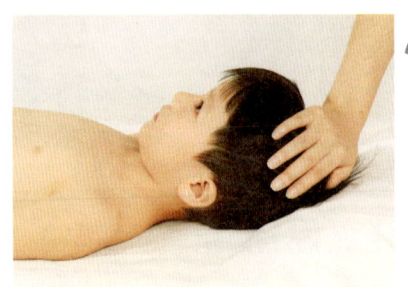

按揉百会穴

定位：位于头部，当前发际正中直上5寸，或两耳尖连线的中点处。

手法：用手掌按在头顶中央的百会穴上，先以顺时针方向揉按20圈，再以逆时针方向揉按20圈。

按揉四神聪穴

定位：位于头顶部，当百会穴前后左右各1寸处，共4穴。

手法：用拇指指腹顺时针沿着4个四神聪穴揉按一圈，边揉按边绕圈，揉按30~50圈。

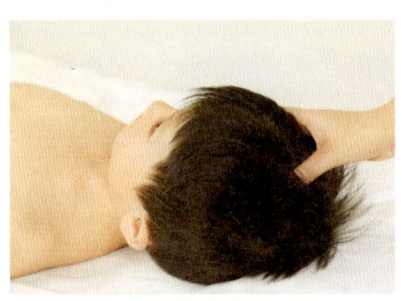

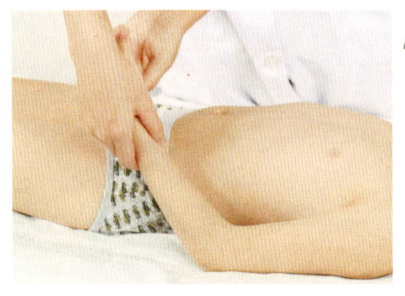

按揉内关穴

定位：位于伸臂仰掌腕横纹正中上2寸，两筋之间。

手法：用拇指指腹以顺时针的方向揉按内关穴100次，力度稍重。

刮痧疗法，为益智添砖加瓦

刮痧可以刺激相关脉络，改善其气血流通状态，达到舒经活络的功效。对有益智补脑功效的穴位进行刮痧理疗，可以起到健脑益智的作用。

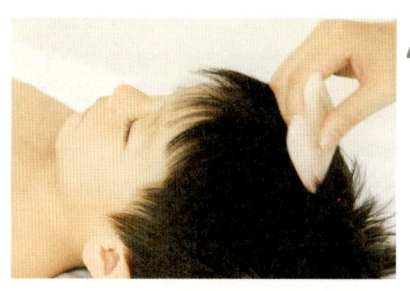

刮百会穴

定位：位于头部，当前发际正中直上 5 寸，或两耳尖连线的中点处。

手法：用面刮法刮拭百会穴，并向穴位四周呈放射性刮拭 3 分钟，力度适中。

刮风池穴

定位：位于颈部，当枕骨下，与风府相平，胸锁乳突肌与斜方肌上端间的凹陷处。

手法：用角刮法施以旋转回环的连续刮拭动作，力度轻柔地刮拭风池穴30次。对侧以同样的方法操作。

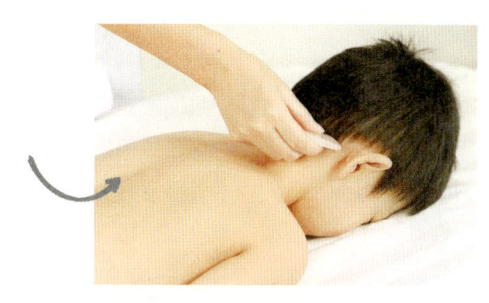

刮四神聪穴

定位：位于头顶部，当百会穴前后左右各 1 寸处，共 4 穴。

手法：用角刮法呈放射性向四周刮拭四神聪穴，刮拭 3 分钟。

刮心腧、肾腧穴

定位：心腧穴位于背部，当第五胸椎棘突下，旁开 1.5 寸；肾腧穴位于腰部，当第二腰椎棘突下，旁开 1.5 寸。

手法：用刮痧板从上向下刮拭心腧穴至肾腧穴，力度适中，至皮肤潮红发热即可。

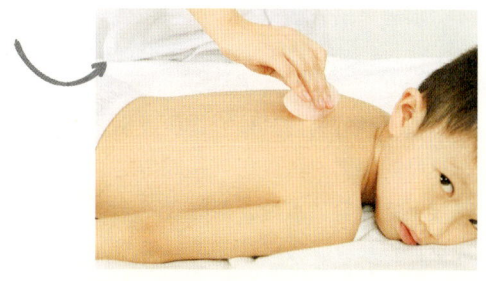

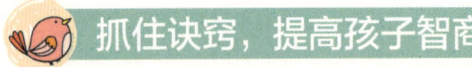

抓住诀窍，提高孩子智商

孩子智商的培养体现在多个方面，包括专注力的培养、激发孩子的好奇心、训练孩子的记忆力等多个方面，抓住诀窍就能有效提高孩子的智商。

注重孩子注意力的培养

孩子的专注力是非常脆弱的，越小的孩子，注意力集中时间越短。有研究显示，1岁的宝宝集中注意力的时间仅有 3 ~ 5 分钟，2 岁的幼儿约为 7 分钟，3 岁约为 9 分钟，4 岁约为 12 分钟，5 岁约为 14 分钟。所以，对于孩子，特别是小于 3 岁的孩子，不能过分苛求他们保持长时间的注意力，家长应保持平和的心态，科学地培养孩子的专注力。

尊重孩子的游戏时间

不要轻易去干扰或打断孩子的游戏，让孩子有机会和时间去培养专注力。如果必须打断，那就以提前预告的方式，让孩子知道即将进行的事项。

及时帮孩子清除干扰

专门给孩子准备一个房间或角落，让他做自己的事情，这样可以避免被周围环境打扰。另外，家长还需及时帮孩子清除干扰因子，比如当孩子玩拼图游戏的时候，把孩子周围其他的小汽车、积木等都拿开，这样孩子才能专心玩拼图。除此之外，家长还应克制好自己，不要在孩子旁边玩手机、打游戏。

以兴趣培养注意力

兴趣是产生和保持注意力的主要条件。孩子对某项事物的兴趣越浓，其稳定、集中的注意力越容易形成。所以爸爸妈妈应注意培养孩子广泛的兴趣，并以此为媒介来培养孩子的注意力。

让孩子一次只做一件事

一个人的精力是有限的，特别是孩子，因此，不要让孩子的注意力在几件事情之间来回切换，应让孩子学会一次只做一件事的好处，学会分清主次。比如，不要让孩子在吃饭的时候看电视或玩玩具，也别让孩子一边写作业一边看电视。小一点的孩子可以根据孩子的习惯安排其作息，大一点的孩子则可以帮助他们做好计划，先做什么，再做什么，做到心中有数。

培养孩子的自制力

孩子很容易被其他事物所吸引，多与其自制力不强有关。对此，家长应注意培养孩子良好的习惯，可以每天在固定的时间给孩子制定一些任务，规定孩子在执行该任务的时候不能做其他事情，最好设一个时间限制，让孩子有紧张感。过后，家长要对孩子的成果进行验收，激励孩子再接再厉。

在生活中锻炼孩子的观察能力

观察、思考事物的能力是反映孩子智商的一面镜子，在日常生活中，家长要学会抓住一点一滴的小事来培养孩子的观察力，这样有助于提高其独立思考的能力。

从激发孩子的好奇心入手

强烈的好奇心是孩子观察事物的动力，会促使孩子对好奇的事物产生兴趣、进行模仿等。家长要学会多问孩子"为什么"，比如看到下雨，可以问孩子"为什么雨是往下落而不是往天上去"；看到镜子，可以问孩子"为什么镜子能照出人的影像"……在这样不断地引导中，孩子遇到新事物时就会下意识地问自己"为什么"，可以培养其观察思考的习惯。

用益智活动丰富孩子的生活

爱玩是孩子的天性，家长可以利用孩子的这一天性丰富孩子的生活、锻炼孩子的观察力。家长可以多挑选一些色彩鲜艳，需要一定动手能力的益智玩具，比如拼图、积木、魔方等，也可以让孩子玩一些需要动脑思考的游戏，如五子棋、跳棋等。游戏能让孩子学会观察游戏的规则，教会孩子理性思考。

多让孩子接触大自然

大自然是千变万化、绚丽多彩的，家长应多带孩子到户外活动，接触大自然，然后顺着孩子探求的渴望，引导孩子去探索观察。这样既能开阔孩子的视野，启发孩子思考，又能锻炼孩子的观察力。

鼓励孩子多实践、多做实验

孩子对未知知识的渴求是很强烈的，家长可以利用这个心理让孩子自己去实践、去做实验，以此来提高孩子的观察力。

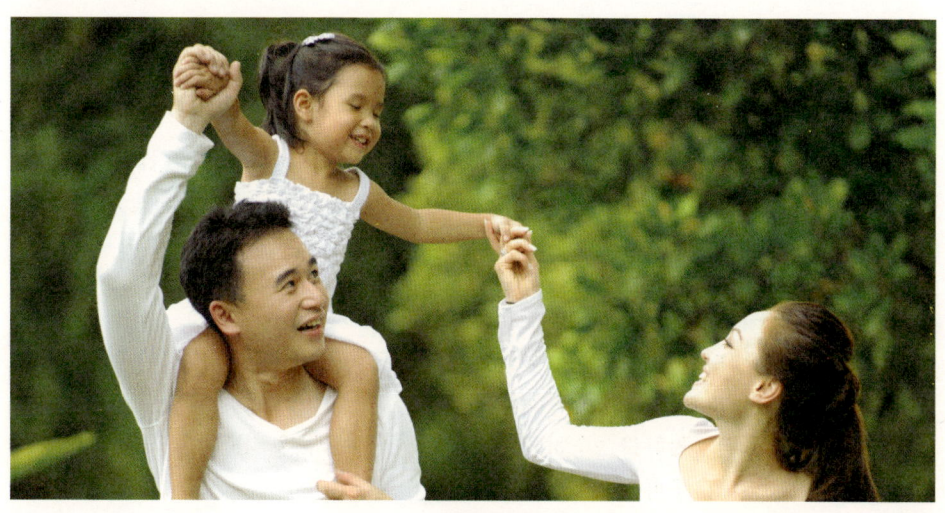

🌸 悉心呵护孩子的想象力与创造力

孩子虽然没有大人那么多的知识和经验，但却可能更富有想象力和创造力。他们对周围的一切感到惊奇，他们的头脑就像一张纯洁的白纸，可以随意勾画出无数的图案，这就是想象力与创造力的开端。从小培养孩子的想象力与创造力，对孩子未来的成长十分重要。

教孩子学会独立思考

随着孩子的成长，家长首先要学会逐渐放手，引导孩子试着靠自己的智慧去独立解决力所能及的事。同时，鼓励孩子去寻找问题的答案，不要把自己的答案强加给他们。

鼓励孩子多观察、多实践、多与外界接触

孩子对没有见到的事物无法展开想象，所以父母要经常把孩子带到户外，让孩子多观察和感受那些实实在在的东西，这样他们也更容易被自然地引向创造之路。

认真回答孩子各种稀奇古怪的问题

出于天性，孩子的好奇心强，经常会观察生活中的一些事物并向家长提出疑问。有时孩子的问题会比较奇怪或"幼稚"，这时家长千万不要失去耐心，而应尽量走入孩子的世界，陪他们一起体验，这样，孩子的想象力才能得到呵护。

支持孩子富有想象力的实践

孩子不仅想象力丰富，而且还有很强的动手能力，一旦有了想法，便希望通过实践来进行验证。对此，有些家长认为是在浪费时间，甚至直接告诉孩子这样做是错的，这样会打击孩子的积极性。正确的做法是支持孩子，并在保证孩子安全的前提下帮助孩子来验证自己的想法，通过实践还能让孩子得到正确的认识。

引导孩子描述自己想象的世界

让孩子根据目前的生活，来想象并描述未来的世界；或是带孩子到博物馆去参观古人用过的器具，让孩子通过观察来想象古人的生活；也可以让孩子多阅读，通过阅读启发想象。

让孩子在"搞破坏"中提升智力

撕纸巾、拆玩具……有许多孩子在成长的过程中都会因为自己的"破坏力"而遭到家长的责罚，其实这样并不能给予孩子科学有效的教导。家长应正确认识孩子的"破坏力"，并给予正确引导，让孩子正确地认识到自己的错误，这样才能让孩子更加健康地成长，并且能让他在"破坏"中达到锻炼智力的目的。

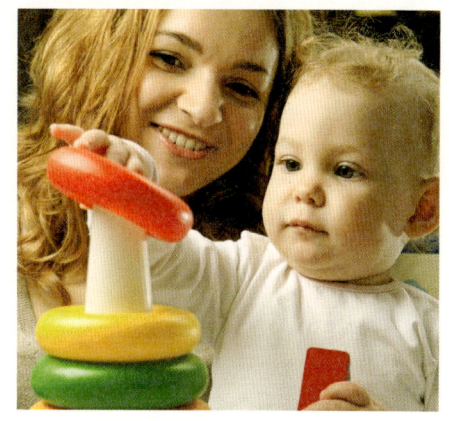

正视孩子的"破坏力"

有很多孩子在小的时候都有"破坏力"，这是因为他们对自己未知的事物有很大的好奇心，所以，为了研究这些东西，他们会做出一些在家长看来极具破坏性的事情。有"破坏力"说明孩子大胆、有主见、动手能力强、思维能力活跃。家长应正视孩子的"破坏力"，引导孩子认识到自己的错误，而不是一味以偏概全，斥责孩子的过失。这样做会打击孩子求知的积极性，影响孩子的智力发育。

满足孩子的好奇心和求知欲

很多孩子的"破坏力"都缘于好奇心和求知欲，如果家长不满足孩子的这些心理要求，孩子就会继续搞一些"破坏"。因此，家长要学会满足孩子的好奇心和求知欲，才能让孩子也学会用正确的方式满足自己的好奇心。

首先，家长要让孩子知道自己不让他"搞破坏"的原因，耐心地告诉孩子是什么地方做错了，并告诉孩子好奇心可以有，但遇到不明白的可以先问家长，得到允许后再做，这样既不打击孩子的求知欲，也能避免孩子再次犯错误。

当孩子明白家长责备他的原因之后，家长要做的就是满足其好奇心，让孩子得到想知道的答案。当孩子的好奇心得到满足后，就能避免他再次犯相同的错误了。

益智游戏，伴随孩子成长

婴幼儿期是孩子智力开发的关键时期，这里特别介绍几个适合0～3岁孩子玩的益智游戏，家长可根据孩子的年龄段进行选择。

摇一摇，叮当叮当

适合4～6个月的宝宝，可以训练宝宝辨别声音的方向，提高宝宝的听觉能力，还能锻炼宝宝的身体。

方法

宝宝坐着，在他的左侧摇摇铃，宝宝听到声音会转动身体。依次在宝宝的右侧、背后摇摇铃，宝宝可以运用听觉寻找发声的地方，并试图够取、抓握、触摸摇铃。当宝宝想要动手但又不成功时，可将玩具放在他的手中，并弄出声响，激发他的兴趣。当宝宝用视觉捕捉到目标或偶然触到玩具时，要用自然而丰富的表情和手势、欣喜的语调鼓励宝宝。

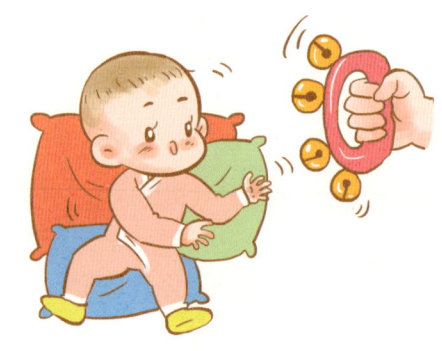

和宝宝一起念书

适合7～9个月的宝宝，可以提高宝宝的语言能力，朗读的声音还可以刺激头脑，使脑部细胞更为活跃。

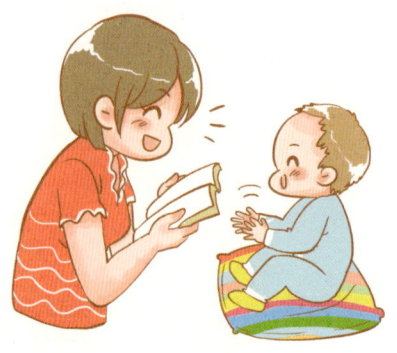

方法

妈妈（或爸爸）将书上的故事一个字、一个字清楚地念出来，宝宝通常也会跟着妈妈咿咿呀呀地念。当宝宝开始咿咿呀呀说话，请配合宝宝的节奏念。这样也可以培养宝宝快乐念书的习惯。

✪ 画画

适合1岁左右的宝宝，可以锻炼宝宝的动手能力，初步认识色彩和图案。此时，并不要求宝宝画出什么，主要是培养宝宝运用笔的能力，培养其"创作欲望"。

方法

将一张白纸铺在桌上，妈妈（或爸爸）用彩笔在纸上画一条线或一个圈。然后将笔递给宝宝，并握住宝宝的手一起画。接着放手让宝宝自己画。当宝宝在纸上扎点时，妈妈可以说："这是小星星。"当宝宝画出一条条的线条时，可以鼓励宝宝，说"这真像面条"，并让宝宝继续画。

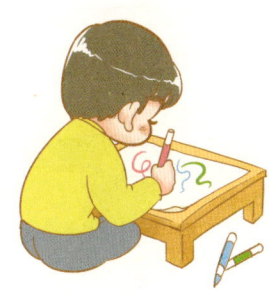

✪ 搭积木

适合1~1.5岁的宝宝，可以锻炼宝宝手的灵活性和准确性。

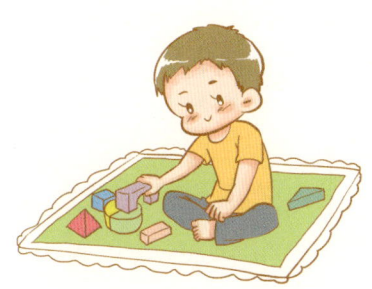

方法

准备3~4个不同形状、大小、颜色的积木，和宝宝一起玩。大人可以先给宝宝示范，并告诉他："我们来搭一个高楼。"然后让宝宝模仿，让他自己搭着玩。从搭两块积木开始，逐渐增加。

✪ 接背儿歌

适合1~2岁的宝宝，既可以促进宝宝语言的发展，又锻炼和检验了宝宝的记忆力。

方法

可选择经常给宝宝念的儿歌，这样宝宝会留有很深的印象，虽然不能完整背出，但会记住其中一些重要的字音。当你念到这些字时，他会跟着你念，这时你可以有意识地不念完整，启发宝宝接着背，如"一闪一闪……小星星，好想知道……小秘密……"。

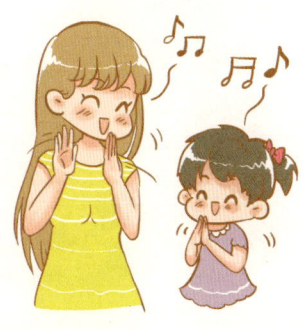

敲击三角铁

适合2岁左右的宝宝，让宝宝感知声音的高低，发展宝宝的音乐才能。

方法

让宝宝一边听着童谣或古典音乐，一边配合拍子敲击三角铁。第一次请妈妈握着宝宝的手一起敲打，宝宝很快就会熟练，然后配合节奏敲击三角铁。可以让宝宝用打击棒在三角铁的内边来回不停敲打，撞击到三角铁便会发出声音。注意，可以有意识地训练宝宝用左手敲击。

哪根长，哪根短

适合2~3岁的宝宝，通过对长短的比较，可以教宝宝分辨长短，提升其数学能力。

方法

可以用生活中的一些实物来帮助宝宝学习，比如玩具中的两根小棒、家中的两根小棍子或是两支笔。当宝宝学会分辨后，可以教宝宝在纸上画出线条的长短，帮助宝宝加深认识。

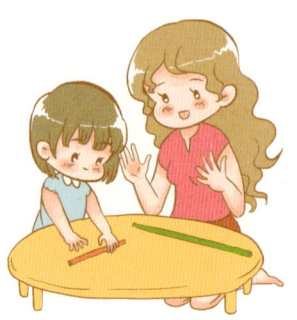

认识图形

适合2~3岁的宝宝，可以培养宝宝的认知和思考能力。

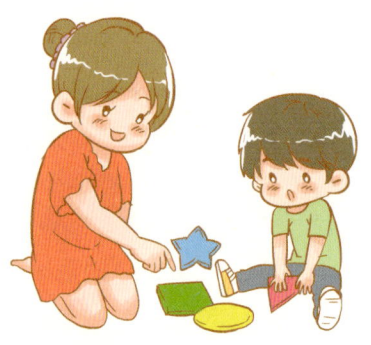

方法

准备圆形、方形、三角形等不同图案的卡片或玩具。首先教宝宝认识这些形状，由大人说出形状的名称后让宝宝来挑选，如"找一个三角形"。以后逐渐教宝宝自己说出这些形状，比如妈妈可以指着某一形状问宝宝"这是什么形状"。还可以在日常生活后结合实物让宝宝认识。

拼图游戏

适合2~3岁的宝宝，通过让宝宝自己拼图，可以发展宝宝的观察能力、注意力、思维能力及想象力等能力。

方法

购买宝宝熟悉的动物拼图（可以分成3~4份），不但了解其名称，还要熟悉动物各个部位的名称，如小狗的耳朵、鼻子、尾巴、身体等。先取分成两片的拼图让宝宝试一下，如果不会可以示范一次，然后让宝宝试拼3~4片的拼图。

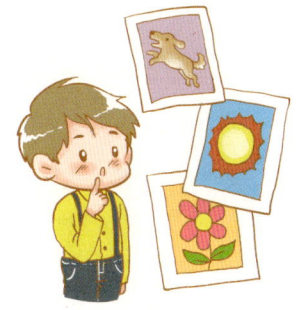

物品配对

适合2~3岁的宝宝，可以培养宝宝的观察和分析能力。

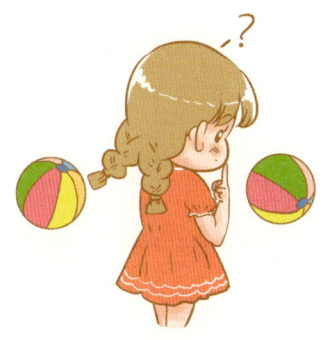

方法

从已经熟悉的物品和图片开始，先找出2~3种完全一样的用品，如两个一样的积木、一样的瓶子，将它们放在桌上。妈妈取出其中两个一样的东西摆在一起，说"这两个一样"，然后鼓励宝宝找出其他一样的物品。逐步增加配对的物品种类和数量。

数糖果

适合接近3岁的宝宝，可以提高宝宝的算数能力。

方法

先教宝宝认识"1、2、3"。拿出1颗糖果跟宝宝说"这是1"，然后2、3。也可以通过数手指头的方法教宝宝认识"1、2、3"。宝宝初步了解后，妈妈可以抓几颗糖在手上给宝宝看，问他："有几颗呢？"让宝宝数"1颗、2颗、3颗……"接着，将手上的糖果放一两颗到右手，分别问宝宝每只手有几颗。

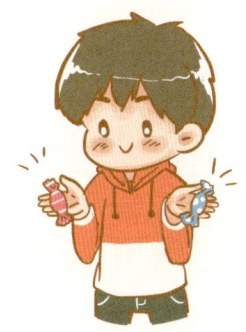

Chapter 6

保持心理健康，
孩子少烦恼、更阳光

　　心理健康每时每刻都在影响孩子的状态，如果孩子的心理长期处于"亮红灯"的状态，就会影响脏腑功能，使孩子的抵抗力降低。为人父母，仅仅为孩子提供衣食是不够的，更要关注孩子心理的健康成长，不要让孩子的心理问题成为制约孩子健康成长的"短板"。

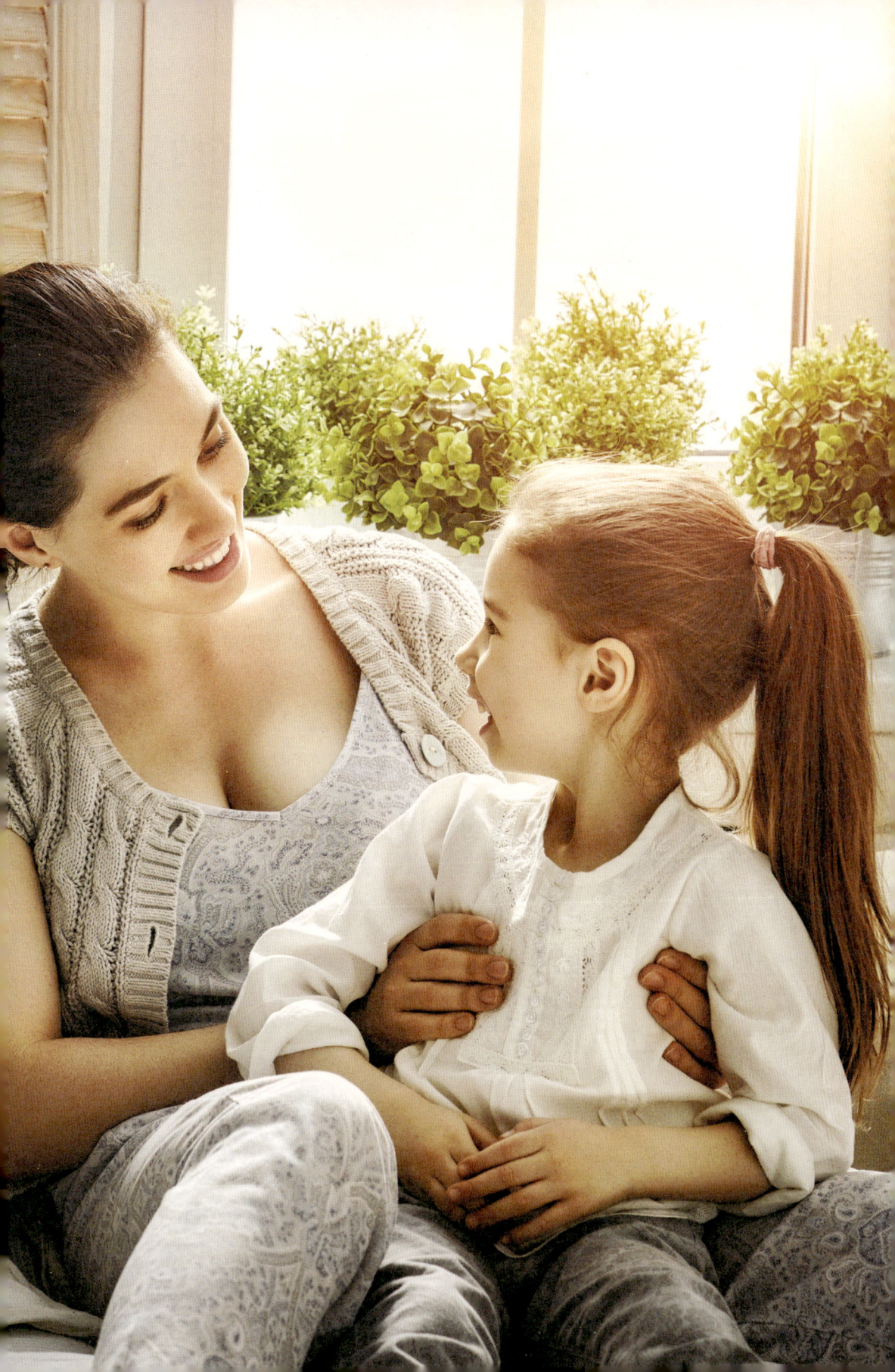

一、 了解孩子心理活动，做懂孩子的父母

家庭教育是大多数人最先接受到的教育，对孩子个性的塑造和内心的形成起着关键作用。所以，时刻关注孩子心理变化，随着孩子的变化调整教养方法，是父母必做的功课。

心理健康，可与身体健康平分秋色

孩子的心理健康和生理健康同样重要，有些疾病可能就是由过强的情志刺激而引起的。因此，作为父母，应重视孩子的心理，在日常生活中做好心理保健工作，防患于未然。

心理问题可能会引起器质性病变

现代社会，生活节奏太快，孩子的学习压力太大，稍有不慎，就可能引发心肝之火。

肝有主情绪疏泄的功能，如果孩子的情绪出了问题，就会影响肝功能。五行中，肺属金，肝属木，金克木，如果肝火太旺，就会影响肺功能，用现代医学术语说，就是影响呼吸系统的功能。在生活中，不难发现有的孩子咳嗽总不见好，怎么给他宣肺止咳也无用，结果稍稍泻一下肝火就好了。这就是孩子长期以来情志不畅，殃及到了呼吸系统的缘故。

那么心理问题还会引起其他疾病吗？回答是肯定的。中医认为，"肝木横逆克脾土"，所以情绪失常也会出现脾胃的问题。现代医学研究表明，情绪不好还会抑制植物神经的功能。此外，中医的很多经典著作中还提出了"肝为万病之贼""肝为五脏之贼""诸病多生于肝"等许多强调肝的重要性的言论。可见，情绪失常对人体的影响很大。

人都有七情，即"喜、怒、忧、思、悲、恐、惊"，属于正常生理表现。但是，七情一旦过度，就会成为致病因素。"喜"太过，气就容易涣散，容易伤"心"；怒则气上，容易伤肝；忧则气聚，容易伤肺；思则气结，容易伤脾；悲则气消，也容易伤肺；恐则气下，容易伤肾；惊则气乱，也容易伤心。所以，情绪的不稳定，会导致五脏的损伤，引起器质性病变。

心理健康的表现

人的心理健康是战胜疾患的康复剂，也是获得机体健康、延年益寿的要素。那么怎样的孩子才能算心理健康呢？

智力正常。智力是以思维为核心的各种认识能力和操作能力的总和，也是衡量一个

人心理健康的重要标志之一。

求知欲强。这样的孩子兴趣广泛，喜欢观察事物，爱动脑筋，思维敏捷，什么都想学，什么都想试，对新鲜事物反应快，敢于提出自己的见解。

意志力强。不怕困难和挫折，不达到目的不罢休，从不半途而废。能根据自己的需要控制自己的愿望和行为，还能排除外界和内心的干扰，集中注意力进行学习和工作。

自信心。自信心是对自我的客观评价，实质上是一种自我认知和思维的分析综合能力。

活泼乐观。与人交往坦诚、随和，不掩饰自己的喜怒哀乐，乐意接受别人的意见，遇到困难和挫折所引起的不良情绪能很快释放。

心态平衡。经常保持欢乐愉快的心态，遇事冷静，情绪很少大起大落，能理智地分析遇到的问题，很少表现出焦虑不安或忧郁。

富于同情心。乐于帮助别人，乐于关心别人，常表现出"利他"和"亲社会"的行为。

人际关系良好。心胸开阔，尊重别人，能与别人和睦相处。积极参加集体活动，适应纪律约束和行为规范。

心理年龄符合实际年龄。心理健康的孩子具有与其实际年龄相符合的心理、行为特征，并形成与年龄阶段相适应的心理、行为模式。如果心理、行为严重偏离相应的年龄段特征，可能存在心理发育问题。

健全的个性特征。个性是每一个人独有的心理特征及特有的行为模式，具有相对的倾向性和稳定性。它是在先天素质的基础上和后天环境的长期影响下形成的，是一切心理特征的总和。

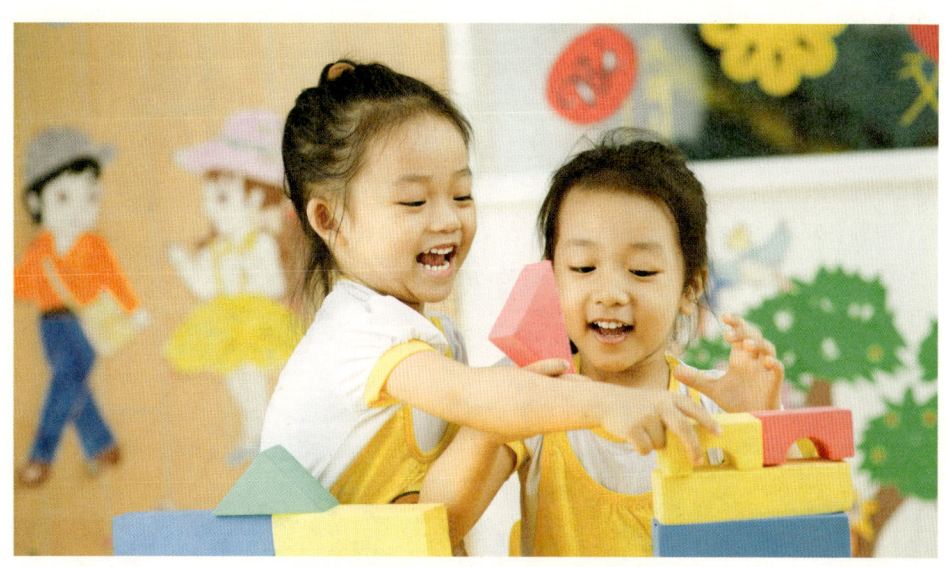

学习压力大，可能会导致食欲下降

随着社会的发展，对人们的素质要求越来越高，这就要求人们不断提高自身能力，才能在激烈的社会竞争中不致被淘汰。不论是刚上小学的孩子，还是已经工作的大人都会感受到压力。

压力是压力源和心理压力反应共同构成的一种认知和行为体验过程。也就是说，要感受到压力，需要内外因素共同作用。外界的因素就是压力源，内部因素就是面对压力时出现各种反应的原因。好比家长给孩子报的各种兴趣班，或许这个兴趣班只是家长强加给孩子的兴趣，孩子从小就在自己的脑子里形成这样一种意识：一定要优秀，一定要拿100分。家长更是积极地"配合"，考好了有奖励，考不好有惩罚。慢慢地，孩子把这种意识和观念变成了自己的包袱，变成了压力，这种压力不但会影响他的学习成绩，还会影响他的身心健康。背着这个包袱，孩子考试的时候不能轻松应对，越怕考不好，就越考得差，原来会做的题不知什么原因也出错。最后拿到考分不敢面对，就会出现忧虑的情绪，每天闷闷不乐、郁郁寡欢。

中医有"忧思伤脾"之说。思虑过多就会影响脾的运化功能，导致脾胃呆滞、运化失常、消化吸收功能障碍，从而出现食欲不振、胸闷腹胀等症状。食欲下降，营养状况差，孩子的身体跟不上高压的学习，就会达不到父母的预期，这样，父母会对孩子更严厉，如此，便形成了恶性循环。

在12岁之前，孩子会格外重视外界的反馈，假如外界重视他、鼓励他、支持他、关爱他，就容易让孩子内心对自己产生积极的自我评价和自我期望。所以，父母如果能够正确引导孩子学习，不给孩子过多的压力，不仅有助于孩子的身体健康，还能让孩子内心更加阳光，让孩子在成长的路上走得更顺畅。

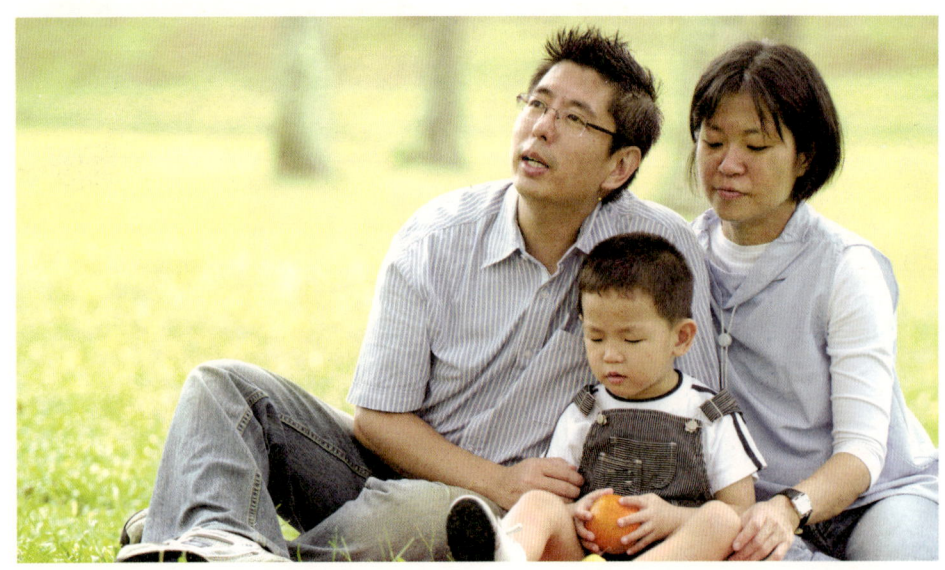

家庭氛围不好，孩子也能患病

家庭氛围不好，孩子由此引起的情绪障碍会造成许多疾病的发生。情绪引起的疾病，往往比生活习惯不良引起的疾病更难治愈。

一个在充满爱和欢笑的环境中长大的孩子，他对于这个世界是宽容的，他的心是柔软明亮的，能够吸引所有那些积极、正面、向上的能量。而在一个充满抱怨、哀叹、争吵、谩骂甚至殴打的环境中长大的孩子，不管是生理还是心理，都必须付出极大的努力才能抗拒那些负能量，实际上很少有孩子能做到。于是他们的身心健康都很让人担忧。所以，如果父母爱孩子，就尽量营造一个和睦融洽的家庭环境，尽量给孩子提供良好的家庭氛围。那具体应该怎么做呢？

消除粗俗的言语

父母的言语对孩子影响很深。一些父母在家里不讲究语言文明，夫妻间经常出言不逊，言语粗俗，对孩子骂不绝口。这些粗俗的语言像病毒一样毒害着孩子纯洁的心灵。

戒除暴躁的脾气

有些父母脾气暴躁，开口便骂，举手便打。在家庭生活中，孩子常是父母坏脾气和坏性格的受害者，被父母的大发雷霆吓得胆战心惊。父母这种反常的心理状态，对长期生活、成长在自己身边的子女影响很深。

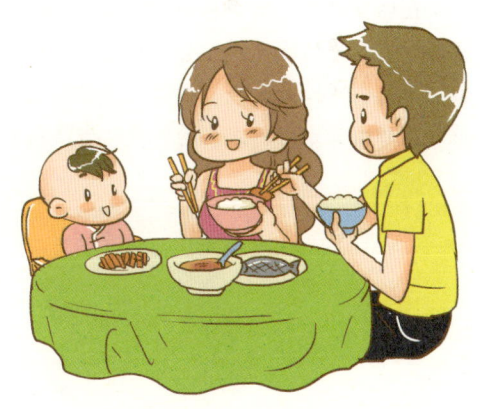

改善夫妻关系

如果夫妻间感情不融洽，关系紧张，势必危害孩子的身心健康。因为在恶劣的家庭气氛中生活，孩子纯真活泼的天性会受到压制，生活各个方面都会受到不同程度的影响。

纠正不良习惯

不可将坏习惯看成是小事，这对孩子的身心健康影响深远。父母懒散、贪睡、不讲卫生，孩子看在眼里，记在心里，学到身上，会产生很大的负面影响。

溺爱，对孩子的另类伤害

教育家马卡连柯说过一段经典的话："一切都给孩子，牺牲一切，以至牺牲本人的幸福，这是父母给孩子的可怕的礼物。"因为父母对孩子不惜牺牲时间、金钱、精力等一切可能的代价去换取对孩子的爱，为孩子成长的每一步准备好了"清道夫""铺路石"，会彻底剥夺孩子面对困难的机会，使孩子胆小、畏惧困难、没有安全感。更有甚者，会使孩子在家里成为攻击父母的"小暴君"。

现在的家庭大多都是一两个孩子，爷爷奶奶、外公外婆、爸爸妈妈6个大人围着一两个孩子转，家长也会竭尽所能给孩子最好的。作为父母，爱子心切固然可以理解，但父母可以照顾孩子一时一事，却照顾不了孩子的一生一世。在父母羽翼下成长起来的孩子，处理事情、解决问题的能力是非常有限的，今天的溺爱会为孩子今后的平庸埋下种子。

吓唬、打骂，易让孩子患心理疾病

在日常生活中，我们不难看到这样的情景：当孩子不爱吃饭的时候，家长说："快吃，再不好好吃饭，我就把你扔到狼窝里去，不要你了！"孩子哭闹的时候，家长说："再哭，医生就来给你打针！"于是不爱吃饭的孩子大口吃饭，哭闹的孩子立即停止了哭泣，极不情愿地表现出顺从、乖巧的样子，家长还满心以为自己的方法奏效了，扬扬得意，殊不知，这样的恐吓会给孩子的身心带来很多负面的影响。因为孩子的神经系统很脆弱，恐吓对他们来说是一种很强的刺激，长此以往，就会使孩子的情感受到压抑，损害神经系统，在大脑皮质上留下恶性刺激的痕迹，压制脑细胞的

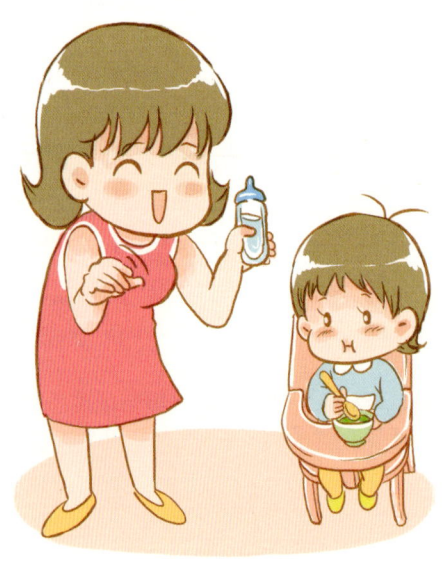

生长发育，造成孩子胆小、孤僻、忧郁、懦弱、神经质等性格上的缺陷。另外，吓唬只能使孩子暂时听话，是出于怕而屈从，并不是出于对自己行为的认识。这样，反而造成孩子是非不分、真假不明，对事物产生错误的概念。总之，吓唬孩子的办法有百弊而无一利，应当用正确的、科学的态度来教育孩子，耐心说服，启发诱导，以理服人，使孩子从小树立正确的是非观。

有一句俗语，叫"不打不成才"，虽然现在有很多在父母打骂下成才的人士，但也不乏因为打骂出现心理创伤和行为扭曲的人。打骂孩子会伤害孩子的自尊心，这是不争的事实；部分孩子只会越打越皮，从逆反、对抗发展到破罐子破摔、自暴自弃；有的孩子还会因为怕挨打挨骂而说谎，因为孩子会迫于父母的压力，表面服输，内心不服，学会"好汉不吃眼前亏"，形成见风使舵、看人脸色行事的不良性格；还有的孩子可能因此性格暴躁，因为家长的行为会潜移默化地影响孩子，经常挨打不仅容易使孩子产生暴躁的性格，在行为上也是给孩子的攻击性示范。

但是在很多时候，孩子就是喜欢惹恼家长，这时候怎么办呢？家长可以通过以下方法解决：

冷处理

当孩子无理吵闹时，不去搭理他，更不要给孩子以积极刺激，避免孩子在自己吵闹和大人满足要求之间建立条件反射。

自然后果法

对于喜欢乱碰东西的孩子，在不造成肉体伤害的情况下，可以让他碰一碰煮热的食物，让他直接体会到其中的危害。

显露出生气的表情

你可以把自己的愤怒写到脸上去，这一阶段的孩子，已经学会看大人的脸色行事。看到大人的愤怒表情，很多孩子会停止自己的错误行为。

讲明道理

给孩子讲明一些简单的道理，说清楚这样做会给他带来的直接伤害。比如，跟孩子说："你乱碰开水瓶，会被烫着的，到时候会像打针一样痛的。"

二、防治结合，让孩子心理平衡的良方

孩子与成人一样也有七情六欲，一旦孩子的某一情绪表现强烈就有可能引起疾病，所以，让孩子的心态平衡才是防治心理疾病的良方。

养心，从小开始

现代人生活压力大，每天被各种事情牵动着情绪，如果自我调节能力差，往往会导致疾病。我们只有学会养心，坚持养心才能更好地调节自己的情绪。

很多实例证明，养心，越小开始越好，从3岁左右的孩子开始养心更好。因为这个阶段的孩子还没有自己的独立意识，此时跟他讲有关养心的内容，孩子会全盘接受你讲的东西，将你所讲的东西深信不疑、根深蒂固地植入自己的意识。这样，孩子能在很小的时候就开始注重养心，对他今后的人生阶段大有益处，不用等到走入社会、遭受挫折后才知道养心的重要性。

乐观向上，用快乐的情绪感染孩子

每个家长都希望孩子能每天都有灿烂的笑脸，这样孩子能乐观的面对生活。孩子的情绪有易受感的特点，为使孩子拥有良好的情绪体验，父家长要选对教育方法，用自己的快乐情绪去感染孩子，那么孩子自然也会用快乐的情绪去对待自己、对待他人。

家长的示范是一次成功的教育。如孩子不爱洗脸，家长可以边洗自己的脸边哼着歌，让孩子觉得洗脸是件愉快的事情，之后再问他要不要洗，让他产生期待的心理，进而喜欢洗脸这件事情。这个过程好像在玩，但也做了常规该做的事。

家庭和睦也是培养乐观性格的一个主要因素。调查发现，在和睦家庭长大的孩子，成年后能愉快生活、健康成长，比在不幸家庭中成长起来的孩子要多很多。父母之间要注意建立和谐、默契的关系，以便对孩子产生潜移默化的影响。

此外，不要忘了对孩子进行情感投资。从小无情感体验和感情依赖的孩子长大后不会对他人施以爱和同情，他们将形成冷漠无情的性格，很少能体验到快乐，难以与人相处，当然也不会有乐

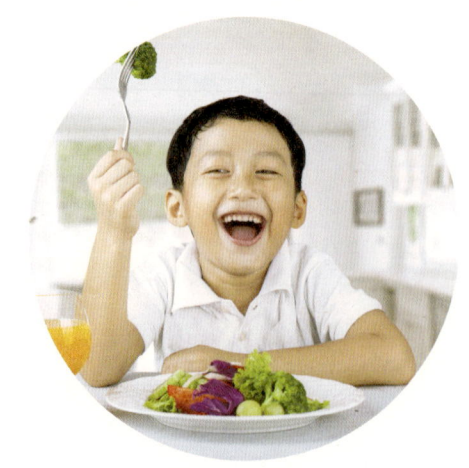

观的性格。所以，家长每天无论多忙、多累，都要抽空陪陪孩子，让孩子感受到你们的爱。

以身作则，培养孩子的恻隐之心

孟子曰："恻隐之心人皆有之。"然而现代人却不是个个都有的。随着时代的演变，具有恻隐之心的人似乎越来越少，尤其是一些新生代，几乎只懂得"自己好就好"，不管他人瓦上霜，连恻隐心也日渐减退。

《三字经》云："人之初，性本善。"所以，每个人心里都是有善念的，是打出生带来的，但为什么恻隐之心没有发挥作用呢？关键在于孩子的恻隐之心没有被家长启发出来，许多教育不是从课堂中教的，而是要在实际生活当中学，比如恻隐之心，家长不能仅仅停留在说教的层面，更多的是要用平时点点滴滴的想法和做法去感染孩子。有了亲身的体验，才会懂得感动，有了感动，才会有内化，而内化了才能成为品德的一部分。

只有让孩子不断接受、强化这些正向的能量，减少孩子的负面情绪，才能真正做到让孩子的心理和身体都健康。这样的健康才是长久而切实的健康，是父母所追求的真正的健康。

尊重孩子，把孩子当小大人看待

孩子再小，也有自己的一片天地，家长如果总以自己的权威来侵犯孩子的这片天地，会与孩子的心灵产生一条无形的鸿沟，出现沟通障碍。所以，家长一定要懂得尊重孩子，尊重他的人格，尊重他的思想，只有这样才能成为好家长。尊重孩子可以从以下几个方面做起：

相信孩子是独一无二的

世界上没有两片完全相同的树叶，当然，世界上也不会有两个相同的孩子。无论从外表、DNA、气质、性格、天分来看，他们都会有所差异，孩子的学习习惯、生活方式、思维模式也都是独一无二的。特别是在学习方面，更没有统一的、正确的或是错误的学习方式，那只是人们彼此不同的学习表现形式。有研究表明，当孩子在适合其成长的环境中，发挥他们的能力时，他们将获得巨大的成功。

尊重孩子的想法与意愿

家长在为孩子做某项决定时，不妨将孩子当小大人看待，听听他们的意见，问一问他们："我这样做你愿意接受吗？""你喜欢A还是更喜欢B？"有的孩子性格内向或者不愿意表达自己的意愿，往往会在情绪中表现出自己的不满，这时候家长要多加注意，发现后耐心和孩子沟通，不要忽略你无意的言行对孩子造成的伤害。

支持孩子的正当爱好

孩子是聪明的，潜力无限，一旦对某件事情感兴趣，会渐渐显露出在这一方面的才华。家长应该允许孩子自己去发展自己的兴趣，为孩子的兴趣尽自己所能提供服务，尽量满足孩子的愿望。但是有些家长在这个时候不仅不加以正确的引导，还批评孩子"不务正业"，对孩子做自己感兴趣的事情加以阻拦，将孩子的天分、才华扼杀在了摇篮里。

允许孩子有自己的秘密

秘密是孩子成长的催化剂。孩子长大的过程就是走向独立的过程，这样的过程，伴随着大量的秘密。家长不能怕与孩子渐行渐远或怕孩子误入歧途而想知晓孩子所有的秘密，这对孩子来说不仅是一种不尊重，更是一种心灵上的摧残。

循循善诱，帮孩子找寻自我

众所周知，世界上最大的敌人不是别人，是自己，是自己那颗脆弱的心。要帮助孩子战胜自己，首先要帮他认识自我、了解自我。

孩子的自我认知也是评估心理健康的一项重要指标。对于孩子来说，认识自己是有一个发展过程的。比如刚出生的宝宝，对自己与别人、自己与事物都是没有区分力的。为了帮助孩子形成良好的自我意象，发展孩子的自尊心，提高孩子的自我意识水平，家长应该让孩子认识到世界上只有一个"我"。"我"是独特的，"我"有许多的优点，也有许多的缺点，"我"可以通过努力改掉这些缺点。

自我认知可以通过各种方式进行，如鼓励孩子在镜子前照一照，看看自己的眉毛、眼睛、鼻子、嘴、耳朵等，加深孩子对自己外在形象的认知；让孩子描绘自己的形象，或者画出来，或者口述，加深孩子对自己的了解；引导孩子对自己的照片、作品进行分类、整理，按日期前后或按内容进行排列，建立一个较为完整的成长档案，让孩子经常翻阅，为自己每一次的进步感到骄傲和自豪。

找到原因，让孩子从"拖沓"到"积极"

孩子做事拖沓，有的和孩子的生活习惯有关，有的和孩子的性格有关，要帮助孩子改正拖沓的习惯，应该具体问题具体分析。

依赖性强

很多家长是急性子，面对孩子的许多行为都会因为"不想等"而代劳。比如急着去上班的爸爸，得先送孩子上幼儿园，可不喜欢穿鞋的孩子还在跟鞋子较劲，爸爸看不过眼，直接拿过孩子的鞋给孩子穿上。久而久之，会给孩子一个心理暗示："反正我慢吞吞也不要紧，爸爸会代劳的。"对于这一类孩子，家长应检讨一下自己，是不是照顾孩子缺乏耐心，或者是照顾孩子过分细致了。"代劳"的结果是孩子对于一些需要独立处理的事无法自理，处处依赖家长，等待家长替他做，所以做事喜欢拖拖拉拉。如果发现自己的孩子有这样的倾向，家长一定要坚持原则，该是孩子自己完成的事情一定要让他自己做。

性格使然

有一些孩子做任何事情都是慢吞吞的，老是跟不上别人的速度，起床、穿衣、穿鞋、收玩具等，总是丢三落四，哪怕家长发脾气也做不快。这一类孩子是性格导致的做事拖沓，所以想要从源头上改变孩子的拖沓习惯是不现实的。但家长一定要给予孩子帮助与鼓励，不要嘲笑孩子的慢，而是对他的每一点进步都予以最大的鼓励，从而激发孩子做事加快速度。

缺乏兴趣

有的孩子面对他感兴趣的事动作很快，没兴趣的事就在那里磨磨蹭蹭。若是去游乐场，孩子会反过来催着大人动作快点，若是吩咐孩子收拾玩具，他就会慢吞吞，任你催促，孩子的动作还是很慢。对于这一类孩子，家长要试着用孩子喜欢的事情来激发孩子做事情的积极性，比如，孩子不喜欢收拾玩具，家长可以允诺孩子收拾完后可以去游乐场玩等。

注意力不集中

有的孩子在做某件事情的时候，容易被另一件事情所吸引，这样做事怎么可能有效率。这类孩子是因为注意力不集中导致的做事拖沓，家长可以在培养孩子注意力上下功夫。尽量不要把孩子跟其他小朋友做比较，但可以跟他之前的表现比，这样能保护孩子的自信心。

缺乏信心

缺乏信心的孩子，其家长往往对孩子的要求比较高，孩子的行为常常遭受家长的指责，令孩子无端失去信心，认为少做少错，自然行动迟缓。对于这样的孩子，父母一定要改变以往追求完美的教育方法，试着把责备改为鼓励。

针对训练，培养孩子的自制力

从一个小人儿长成成人，一路上的诱惑形形色色，自制力差的孩子常常会不知不觉陷入其中，如有的孩子沉迷于网络，有的孩子废寝忘食地啃小说等，这些都是孩子在成长过程中未经足够的训练，自制力比较弱的表现。而这些表现对孩子的成长是极为不利的。因此，父母一定要注意培养孩子的自制力，但在培养的过程中，一定要注意方法。

给孩子树立良好的榜样

家长给孩子树立一个延迟满足、善于等待的榜样，能有效增强孩子的自制力。因为善于模仿、易受感染是孩子的重要特点，家长应做孩子的正面榜样，让孩子慢慢养成善于等待、善于控制冲动的习惯。

具体化长远目标

学习虽然意义重大，涉及孩子的未来发展，可对孩子来说，毕竟是比较遥远和抽象的，但看电视、吃零食等事情却是一种非常明确的诱惑，使孩子获得及时的满足，所以往往无法抗拒。为此，家长要将长远的目标具体化，增强它的激励性。如把"你现在好好学习，将来会有出息"具体到"你学好算数，可以在跟爸爸玩数字游戏的时候多赢得糖果"。

减少干扰因素

当孩子安心做一件事情的时候，家长不要随意打扰他。但当孩子完成一小部分学习后，可以让孩子休息一会儿，吃点东西、做做操，以此作为孩子完成一项阶段性任务的奖励。

循序渐进，及时表扬

培养孩子的自制能力，家长要有耐心，注意循序渐进。在日常生活中，家长要多与孩子进行沟通交流，了解孩子的想法和内心世界，与孩子之间建起了绝对的信任，以便于树立家长在孩子心目中的威信，有效地增强家长的教育影响，对于孩子的不良表现，要给予耐心的说服教育，切忌一味地训斥、压制。再有，对于孩子表现良好的自控行为，要给予及时的表扬和鼓励，以树立孩子的自信心。

挫折教育，培养出坚强勇敢的孩子

一位美国专家曾经说过："有十分幸福童年的人常有不幸的成年。"因为如果孩子从出生开始就有长辈的宠爱，父母的溺爱，任何事情他们都帮孩子处理好，让孩子过得顺风顺水，那很少遭受挫折的孩子长大后会因不适应激烈竞争和复杂多变的社会而深感痛苦。因此，一定要让孩子在成长的道路上面对一些他能独自跨越的障碍，培养孩子直面挫折的意志和勇敢承受挫折的能力。

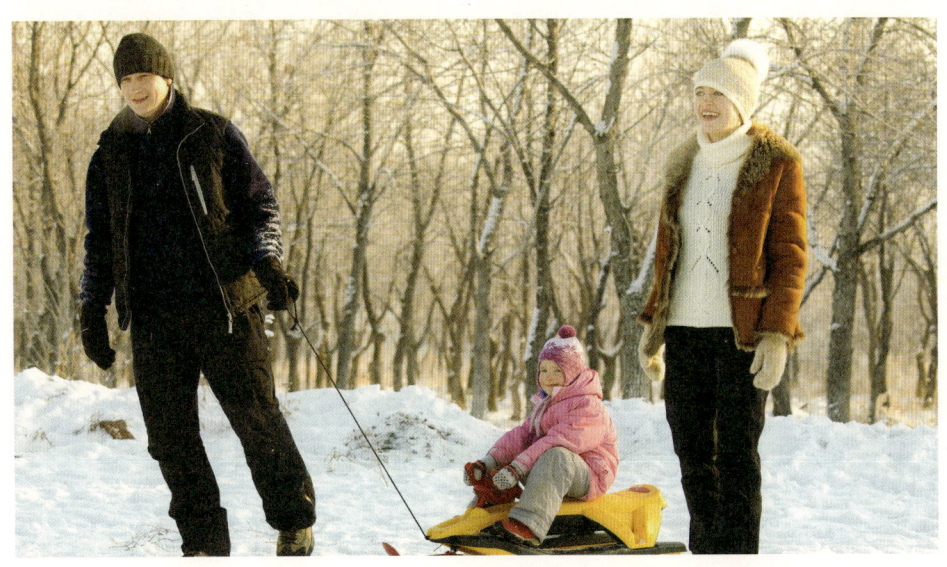

扮演鼓励者的角色

当孩子不小心跌倒后，不要立即施以援手，应该让孩子尝试自己站起来，而家长只需要从旁鼓励，适时给予孩子口语或非口语式的鼓励，必要时可以协助他找出解决问题的途径。

让孩子正确认识"失败"

失败并不可怕，可怕的是至此一蹶不振。家长可以给孩子讲讲伟人的事迹，让孩子了解失败背后的意义。

让孩子适当受一点批评

一味地表扬孩子容易使孩子养成自负、以自我为中心的毛病，而且心理承受能力低，受不得一点挫折。因此，家长应该让孩子认识到每一个人都有缺点，这些缺点自己可能不知道，但是别人很容易发现，只有在别人批评、指出自己的错误时，自己才知道错在哪里，别人指出自己的缺点并不是讨厌自己，而是帮助、爱护自己。让孩子懂得有缺点并不可怕，只要改正就好了。

创造受挫折的机会

随着人们现代生活水平的不断提高，不可能再让孩子经历像过去那样的苦日子，但是家长可以创造让孩子承受挫折的机会。如家长可以让孩子对一件事情负责任，从而培养孩子为人处世的能力，也让孩子明白，很多时候过程重于结果。

虽然在生活中，挫折和坎坷确实可以磨炼人的意志，但是对于脆弱的小生命，尤其是大脑还没有发育完善，缺乏认知和理性思维的婴幼儿，不但不需要刻意的挫折教育，还应该尽可能减少他们的挫败感，增加他们的成就感、快乐感和幸福感，给他们更多的自由。